Gunther Hildebrandt / Maximilian Moser / Michael Lehofer

Cronobiologia e Cronomedicina

Ritmi biologici - Conseguenze mediche

Sistema di guida alla salute

Indirizzo degli autori:

Univ.-Prof. Dr. Maximilian Moser
Istituto di ricerca umana per
tecnologia sanitaria e
ricerca sulla prevenzione
Franz-Pichler-Str. 30
8610 Weiz
Austria

Prim. Univ.-Prof. Dr. Michael Lehofer
Ospedale psichiatrico statale Sigmund Freud
Divisione di psichiatria generale I
Piazza Wagner Jauregg 1
8053 Graz
Austria

Prof. Dr. med. Gunther Hildebrandt
Direttore dell'Istituto del Lavoro
Fisiologia e riabilitazione del
Università Philipps di Marburgo
Robert-Koch-Strasse 7a
35037 Marburg

ISBN 978-3-9503613-2-2 (libro)   ISBN 978-3-9503613-8-4 (e-book)

Nota importante

Come ogni scienza, la medicina è soggetta a uno sviluppo costante. La ricerca e l'esperienza clinica ampliano le nostre conoscenze, soprattutto per quanto riguarda il trattamento e la terapia farmacologica. Nella misura in cui un dosaggio o un'applicazione sono menzionati in quest'opera, il lettore può confidare che gli autori, il redattore e l'editore hanno prestato grande attenzione a garantire che queste informazioni corrispondano allo stato delle conoscenze al momento del completamento dell'opera.

Tuttavia, l'editore non può accettare alcuna responsabilità per le informazioni sulle istruzioni di dosaggio e i moduli di applicazione. È responsabilità di ogni utente controllare attentamente i foglietti illustrativi dei preparati utilizzati e, se necessario, consultare uno specialista per determinare se le raccomandazioni di dosaggio o l'osservanza delle controindicazioni ivi riportate si discostano dalle informazioni contenute in questo libro. Tale controllo è particolarmente importante nel caso di preparati usati raramente o che sono stati lanciati di recente sul mercato. Qualsiasi dosaggio o applicazione è a rischio dell'utente. Gli autori e l'editore si appellano a ciascun utente affinché informi l'editore di qualsiasi inesattezza di cui venga a conoscenza.

I nomi commerciali protetti (marchi) non sono appositamente contrassegnati. L'assenza di tale riferimento non può quindi portare alla conclusione che si tratti di un nome commerciale libero.

Prefazione

La mia concezione di base dell'insegnamento fisiologico si basa
sul fatto che la maggior parte della materia, che riguarda l'essere
umano nella sua totalità, può essere compresa e afferrata attraverso l'osservazione, l'esperienza e l'autoesperienza. Questo vale
in particolare per i fenomeni quotidiani, come i ritmi che
strutturano i nostri processi vitali.

Dal punto di vista dell'analisi dei meccanismi che stanno dietro
ai processi naturali di mantenimento della salute dell'organismo,
vorrei sottolineare tre concetti.

Il nostro stato d'essere è normalmente in uno stato di **stabilità**
dinamica organismo ha la capacità di mantenere stabili le funzioni del sistema anche sotto stress. Questo per esprimere che le
quantità mantenute in stato stazionario rimangono entro limiti
"normali" e non devono uscire da questa gamma di stabilità in
nessuna direzione.

Il sonno necessario nel ritmo giornaliero serve ovviamente a
recuperare i valori biologici che si discostano dalla norma a
causa degli stress della giornata. Le fasi di recupero, che si rendono necessarie in relazione alla riabilitazione, per esempio
durante i soggiorni in un centro di cura, servono allo stesso
scopo, cioè per la correzione di influenze devianti un po' più a
lungo termine.

La **riabilitazione** è il secondo termine importante. Questo termine non è inteso qui solo per descrivere un processo di adattamento, ma deve riferirsi a funzioni biologiche che contrastano
gli effetti dei fattori di rischio attraverso influenze "salutogeneti-
che". Si sottolinea ripetutamente che la ricerca su questi

meccanismi che diventano efficaci durante la riabilitazione è stata data troppo poca importanza in passato e anche attualmente. Non è solo la mancanza di enfasi che è da deplorare, ma anche l'ignoranza delle basi fisiologiche, che alla fine culmina addirittura nell'accusa di essere poco scientifica.

Soprattutto nel prossimo futuro, che porterà un crescente invecchiamento della popolazione, la questione della ricreazione per mantenere la salute dovrebbe essere particolarmente in primo piano.

Il terzo termine, **ottimizzazione, è** strettamente legato ai termini già menzionati - stabilità e riabilitazione. L'intero organismo cerca di coordinare le sue funzioni in modo ottimale. Questa coordinazione è spesso basata, tra l'altro, su una sincronizzazione dei ritmi, come quelli del battito cardiaco e della respirazione. Anche questo argomento appartiene quindi direttamente al campo della cronobiologia.

Attraverso i ritmi biologici controllati dall'organismo e influenzati dall'esterno, si ottiene un contributo essenziale all'ottimizzazione e al controllo interno del mantenimento della salute di ogni essere umano.

Con queste brevi osservazioni introduttive, è importante per me sottolineare le strette connessioni tra la teoria e la pratica. Ho già lamentato la deplorevole ignoranza dei fondamenti fisiologici dei processi quotidiani spontanei o reattivi nell'organismo.

È almeno altrettanto importante sottolineare che proprio questa significativa area problematica, che vorrei chiamare fisiologia quotidiana, rappresenta un campo di ricerca ampio e aperto che è cruciale sia in termini di etica medica che di economia. Il presente libro serve a colmare questa lacuna stimolando la ricerca scientifica.

In questo modo, gli aspetti pratici presentati in questo libro sono anche legati alla ricerca del gruppo di lavoro, che, per esempio, si sta occupando del tema "Ottimizzazione e controllo" nell'ambito di una speciale area di ricerca del Fondo Austriaco per la Scienza (SFB 003 del FWF).

L'Istituto Fisiologico dell'Università Karl Franzens di Graz si occupa da molti anni di problemi di cronobiologia. È un piacere speciale per me essere riuscito a scrivere un libro in collaborazione con il Prof. Dr. Gunther Hildebrandt, che è uno dei padri della cronobiologia, che introduce gli aspetti pratici di questo campo.

Tra gli autori di Graz, l'Univ. Prof. Dr. Maximilian Moser dirige il gruppo di lavoro per la fisiologia dell'adattamento; l'Univ. Prof. DDr. Michael Lehofer partecipa al progetto cronobiologico come clinico.

Vorrei esprimere i miei più sentiti ringraziamenti agli autori di questo libro e augurare ai lettori il dovuto interesse!

Prof. Dr. Dr. Thomas Kenner

Tabella dei contenuti

Prefazione

L'interesse per le questioni temporali in biologia, medicina ed ecologia è aumentato considerevolmente negli ultimi tempi. Nell'insegnamento medico-biologico, tuttavia, quest'area problematica è ancora largamente trascurata, anche se il campo della cronobiologia è ormai consolidato in alcuni luoghi e rappresentato da speciali società scientifiche.

Dato che una preoccupazione meramente teorica sulla cronobiologia e la cronomedicina di solito incontra poca approvazione, ci è sembrato che l'introduzione di esercizi pratici di cronobiologia, in cui le strutture temporali ritmiche dei processi vitali possono essere sperimentate direttamente, aprirebbe un accesso più facile per studenti e professionisti. Le nostre esperienze con i corsi pratici di cronobiologia e cronomedia hanno portato a una delimitazione dei metodi praticabili.

Lo studio dei ritmi diurni (ritmi circadiani) si presta come compito centrale, perché questa area è la meglio studiata scientificamente e la complessità dei cambiamenti fisici e psicologici è anche accessibile all'autoesperienza in molti modi. Tuttavia, non bisogna trascurare che l'organizzazione temporale dei processi vitali comprende un ampio spettro di strutture ritmiche, che presentano diverse caratteristiche di ordinamento e proprietà funzionali nelle varie aree. Deve quindi essere lo sforzo di elaborare, anche paradigmaticamente, un aspetto olistico dell'organizzazione temporale del vivente. Questo può riuscire anche con semplici mezzi pratici.

Con questa compilazione, gli autori sperano di fornire suggerimenti versatili per una maggiore considerazione del cronobiologia nell'insegnamento medico-biologico e nella pratica. L'aspetto temporale dei processi vitali deve finalmente poter ottenere lo stesso significato che è stato a lungo accordato agli aspetti spaziali-morfologici.

La realizzazione del nostro progetto è stata sostanzialmente promossa dalla cooperazione di numerosi colleghi e dipendenti:

Cand.ing. Matthias Frühwirth, Dr. Peter M. Liebmann, Mag. Dr. Manfred Lux, Ing. Dietmar Messerschmidt, Dipl.-Psych. Dr. Rudolf Moog, Dr. Franziska Muhry, Mag. Illona Papouschek, cand.med. Stanislaw Przyware, Univ.-Prof. Dr. Günter Schulter, Dr. Birgit Steinbrenner, Mag. Magdalena Voica, Dr. Hans Zeiringer.

La signora Gabriele Kainz, la signora Clara Kenner, la signora Marianne Payer e la signora Magdalena Voica ci hanno aiutato nella progettazione grafica delle numerose illustrazioni e nella produzione del manoscritto.

A questo punto vorremmo ringraziarli tutti di cuore! Infine, vorremmo ringraziare la dottoressa Guntrud Hildebrandt, che ha gentilmente letto il manoscritto con attenzione e ha contribuito con importanti consigli per lo schema.

Graz e Marburg/Lahn,   Gunther Hildebrandt
all'inizio del 1998   Maximilian Moser
            Michael Lehofer

1. Introduzione

Lo sviluppo della biologia scientifica e della medicina ha dato a lungo la priorità allo studio delle proprietà spaziali e materiali della vita e ha trascurato una scienza altrettanto importante delle dimensioni temporali dei processi vitali. La giovane scienza della cronobiologia rileva una varietà di ritmi che strutturano i processi della vita. In questo libro, viene data un'introduzione al "tempo biologico" con istruzioni pratiche. Affrontare le funzioni ritmiche dovrebbe portare ad una formazione del "pensiero sistemico" e in definitiva ad una visione olistica.

Forma temporale dell'organismo

Tutti i processi vitali non sono solo ordinati spazialmente (Raumgestalt), ma sono anche soggetti a un complicato ordine temporale (Zeitgestalt), che coordina l'interazione delle varie funzioni in modo significativo. Le strutture temporali della vita si sono evolute in armonia con gli ordini temporali dell'ambiente geofisico e cosmico degli organismi e quindi assicurano un adattamento ottimale delle espressioni e dei comportamenti della vita alle mutevoli condizioni ambientali.

Chiunque abbia a che fare con gli esseri viventi, li studi o addirittura voglia intervenire nei processi vitali, deve quindi conoscere e tenere conto della loro organizzazione temporale con la stessa cura che dà per scontata per quanto riguarda le proprietà spaziali (morfologiche) dell'organizzazione della vita.

Lo sviluppo della biologia scientifica e della medicina ha dato per molto tempo la preferenza alla ricerca sulle proprietà spaziali e materiali della vita e ha trascurato quella che in linea di principio è una scienza altrettanto importante delle caratteristiche temporali dei processi vitali. C'è quindi un notevole bisogno di recuperare il ritardo, soprattutto per quanto riguarda l'insegnamento e la formazione. La considerazione del tempo nell'insegnamento biologico e medico richiede anche metodi speciali di presentazione e coinvolge lo studente in modo completamente diverso e più direttamente nella presentazione del contenuto dell'insegnamento. Questo sarà oggetto di una considerazione speciale in questo documento.

Solo in questo secolo lo studio delle strutture temporali biologiche si è sviluppato in un proprio ramo della scienza, la cronobiologia e la cronomedicina. Nel 1937, scienziati di varie discipline teoriche e pratiche si riunirono nella località balneare svedese di Ronneby per fondare una società internazionale per lo studio dei ritmi biologici (219). Iniziarono così uno sviluppo che ampliò rapidamente la cerchia di coloro che consideravano importanti gli aspetti temporali della vita e volevano tenerne conto nella pratica.

La cronobiologia è il ritmo

Una delle scoperte fondamentali della cronobiologia è che l'ordine temporale dei processi vitali avviene sotto forma di ritmi. La cronobiologia è quindi sinonimo di ricerca sul ritmo.

Struttura ritmica dell'organismo

In linea di principio, le espressioni della vita possono essere dirette verso due obiettivi diversi. Uno è l'esecuzione specifica di una funzione o di un organo, l'altro è la salvaguardia dell'ordine, la continuazione e la rigenerazione. Entrambi gli obiettivi non possono essere realizzati dall'organismo simultaneamente, ma solo in una sequenza temporale, in un'alternanza. Questo richiede una struttura ritmica, che in tutti gli ordini di grandezza può essere trovato. Così, la rappresentazione dei ritmi biologici copre un ampio spettro con diverse lunghezze di periodo (lunghezze d'onda) (◉1).

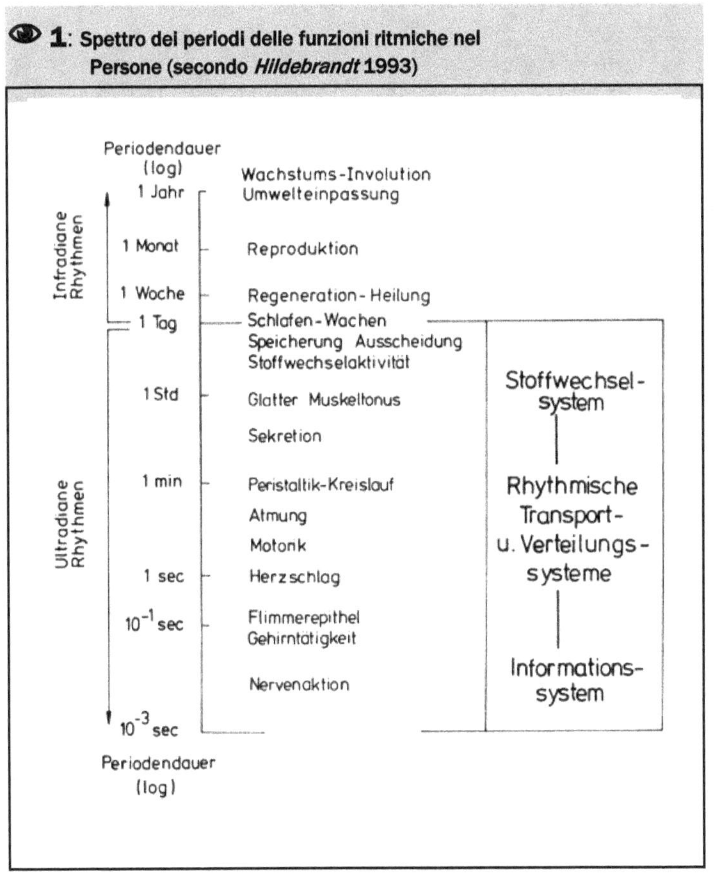

◉ **1**: Spettro dei periodi delle funzioni ritmiche nel Persone (secondo *Hildebrandt* 1993)

Una rappresentazione descrittiva delle espressioni ritmiche della vita è limitata in due modi. Da un lato, i processi a onde più lunghe non possono essere direttamente visualizzati o sperimentati a causa della loro esigenza di tempo, per esempio il cambiamenti ritmici annuali. D'altra parte, ci sono limiti alla gamma di frequenze più alte che possono essere superati solo utilizzando mezzi tecnici, per esempio nell'area dei processi ritmici veloci nel sistema nervoso.

In un'ampia fascia intermedia, invece, ci sono numerose funzioni ritmiche che si prestano direttamente allo studio e alcune delle quali sono state anche prese in considerazione nella pratica per molto tempo (ad esempio il ritmo della respirazione, il ritmo del polso, il ritmo alimentare e digestivo). Soprattutto, i ritmi di azione motoria permettono di far emergere vividamente tutta una serie di caratteristiche importanti dell'organizzazione temporale dei processi vitali, soprattutto perché sono anche strettamente legati alle esperienze immediate del ritmo (32; 158).

Ritmi di azione motoria

Il fenomeno ritmico della vita più impressionante per tutti è senza dubbio il **ritmo sonno-veglia** e i cambiamenti dei processi fisici e mentali ad esso associati (HUFELAND 1817; "Questo unico periodo di ventiquattro ore... è, per così dire, l'unità della naturocronologia"; 171) Qui il ritmo si esprime in tutta la sua complessità.

Normalmente, però, la piena esperienza di questo ritmo significativo, che implica anche la coordinazione dell'ordine della vita con l'ordine temporale dell'ambiente, è limitata dal fatto che il sonno spegne la coscienza diurna. Solo ai disturbati del sonno e agli insonni queste fasi del ritmo diventano accessibili in modo per lo più sgradevole. Il medico acquisisce una conoscenza speciale dei processi ordinati ritmicamente nel tempo della notte attraverso l'accumulo di certi sintomi di malattia in certe fasi del ritmo giorno-notte, per esempio sotto forma dell'accumulo notturno degli attacchi d'asma, l'aumento serale delle irritazioni della pelle o l'accumulo mattutino degli attacchi di cuore (cap. 3, p. 45*ff*).

<table>
<tr><td></td><td>L'introduzione del "tempo biologico" nella considerazione delle funzioni vitali richiede indagini sistematicamente ripetute, i cui risultati rappresentano serie temporali. La corretta rappresentazione di una sequenza ritmica richiede un numero minimo di punti di misurazione equidistanti all'interno di un ciclo o numerose misurazioni in diverse fasi di una sequenza ritmica ripetuta.</td></tr>
</table>

Essenziale per il valore didattico delle indagini cronobiologiche è la più intensa e completa partecipazione dei soggetti alle misurazioni nel senso di un'autoritmometria (90; 91). Tali automisurazioni per la rappresentazione e il controllo dei ritmi biologici nel corso della giornata, nel corso del ritmo mestruale e anche nel corso dell'anno sono già state raccomandate da LEVINE E HALBERG (208; 92) e presentate in dettaglio in una selezione di metodi adatti. Questi metodi possono quindi essere adottati per l'insegnamento pratico della cronobiologia umana, soprattutto perché i materiali e gli apparecchi necessari possono essere ottenuti senza grandi spese. Un libro di lavoro corrispondente è già disponibile specialmente per i compiti botanici e zoologici (58).

Il particolare valore didattico del trattare una moltitudine di funzioni ritmiche risiede, in ultima analisi, in un allenamento del pensiero sistemico (62; 327), in cui le interrelazioni e le interazioni delle funzioni parziali sono portate alla vita. In questo senso, le osservazioni cronobiologiche possono portare a una visione olistica ("visione totale"; 308).

Diamo prima una panoramica dello sviluppo e dello stato della cronobiologia e della cronomedicina. Un'altra preoccupazione è quella di fornire suggerimenti metodologici per condurre studi cronobiologici nell'uomo. Si basa sull'esperienza acquisita nel corso di molteplici pratiche studentesche. È stato dimostrato che i metodi di misurazione considerati fino ad ora non sono adatti alla

Il libro si occupa anche dell'implementazione dei risultati cronobiologici nella gestione pratica della vita e nel trattamento dei malati. Una preoccupazione importante del libro è anche l'attuazione dei risultati cronobiologici nello stile di vita pratico e nel trattamento dei malati.

La cronobiologia e la cronomedicina come materie di insegnamento diventeranno sempre più importanti in futuro in vista del rapido sviluppo dei principi scientifici e dell'esperienza pratica, per esempio nella diagnostica e nella terapia (95). L'insegnamento puramente teorico non rende giustizia alla materia speciale e dovrebbe essere completato dall'esperienza pratica delle strutture temporali biologiche. Il presente libro mira a riassumere gli approcci precedenti a questo obiettivo e a fornire ulteriori suggerimenti per una cronobiologia e una cronomedicina della pratica.

- Nella gamma media dello spettro dei ritmi ultradiani ci sono numerose funzioni (ad esempio il battito cardiaco e la respirazione) che sono adatte all'auto-apprendimento a causa della loro osservabilità diretta.

- L'implementazione dei risultati cronobiologici in situazioni di vita pratica è una preoccupazione importante di questo libro.

Cronobiologia: una panoramica

Il tempo come fattore essenziale giocava già un ruolo importante nella visione romantica della medicina e della natura. Famoso è l'"orologio dei fiori" dato da Carl v. Linné nel 1745, che permette di orientarsi sull'ora del giorno attraverso l'apertura e la chiusura dei fiori. Oggi la cronobiologia si interessa principalmente ai processi ritmici diurni, lunari e annuali, soprattutto per quanto riguarda il loro controllo endogeno ed esogeno e l'origine degli "orologi interni". Inoltre, si può trovare un gran numero di altri ritmi biologici, in modo che, ordinati secondo la loro durata di periodo, risulta uno spettro che va dalle frazioni di secondo all'ordine di grandezza degli anni. Le strutture temporali che si trovano nell'organismo sono chiamate "cronomi" in riferimento alla parola genoma.

2.1. Storia e sviluppo della cronobiologia

Le descrizioni scientifiche del ritmo diurno dei movimenti delle foglie nelle piante sono già state tramandate dall'antichità. L'"orologio di fiori" (👁 **2a, b**) descritto da CARL V. LINNÉ (212) nel 1745 è famoso, poiché permette di orientarsi sull'ora del giorno attraverso l'apertura e la chiusura dei fiori.

I primi studi sul ritmo diurno nell'uomo (frequenza cardiaca, produzione di urina, temperatura corporea) sono stati realizzati nella prima metà del XIX secolo. Nei libri di testo di fisiologia del secolo scorso ci sono vari riferimenti all'esistenza di funzioni ritmiche endogene (generate nel corpo). Nel 1928 FORSGREN (66) scoprì il ritmo diurno della secrezione della bile e dello stoccaggio del glicogeno del fegato. Nel 1936, la natura endogena della ritmicità diurna nelle piante, escludendo tutte le influenze ambientali, era

● **2a**: Esempio di un orologio a fiori progettato da Carl von Linné nel 1745, che indica i tempi in cui i fiori dei vari tipi di fiori si aprono e si chiudono. Le 12 ore dell'orologio iniziano alle 6 del mattino e finiscono alle 6 della sera. Disegno di Ursula Schleicher-Benz.
(Dal Lindauer Bilderbogen No. 5, a cura di Friedrich Boer, Jan Thorbecke, Sigmaringen)

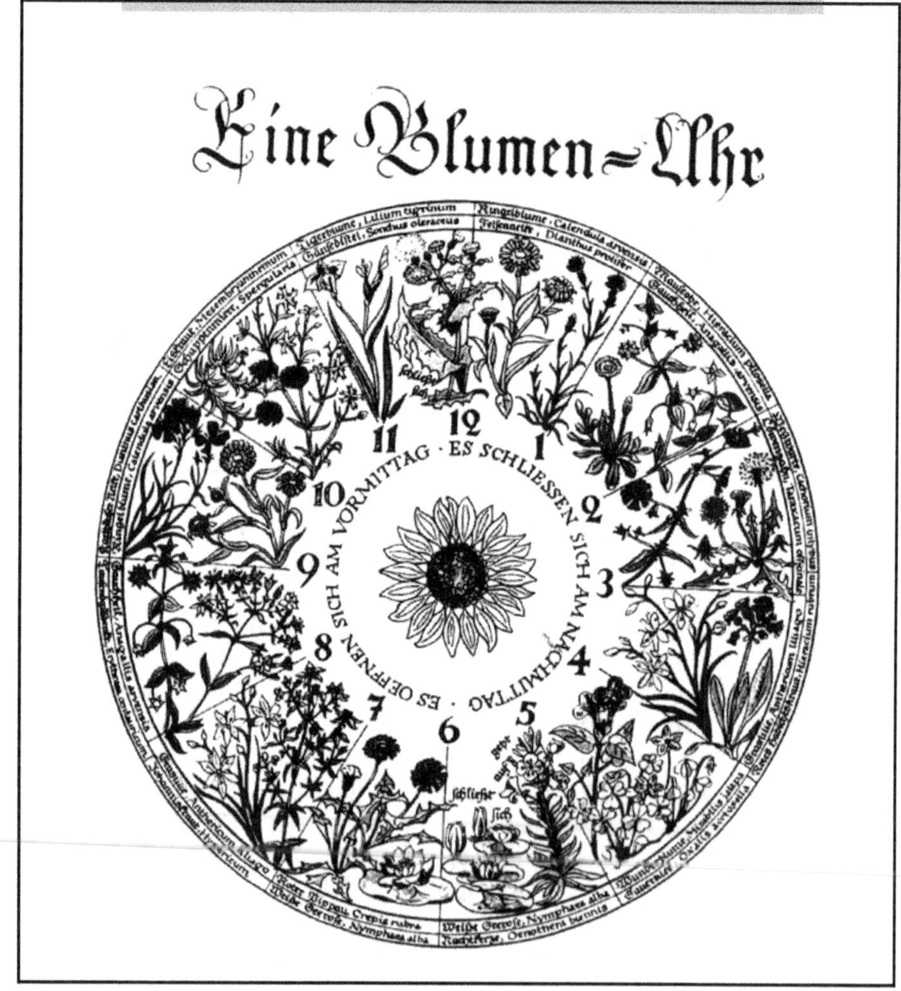
Eine Blumen-Uhr
ES SCHLIESSEN SICH AM VORMITTAG · ES OEFFNEN SICH AM NACHMITTAG

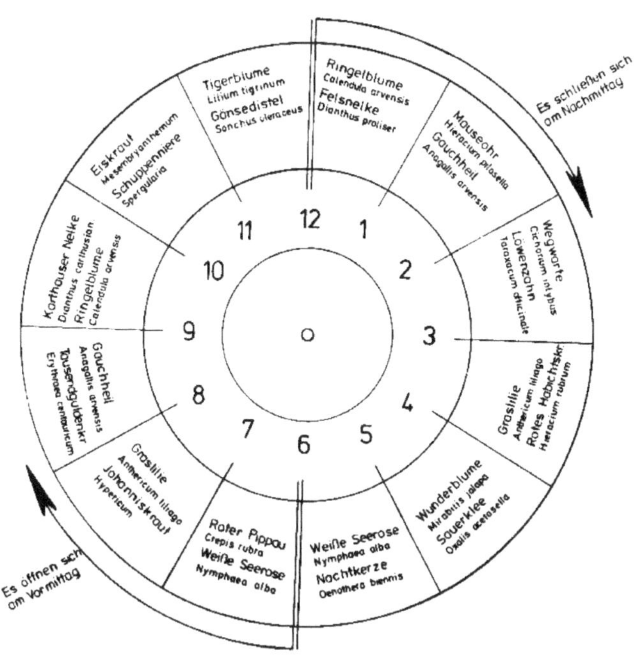

finalmente assicurato (33; 34). Altri punti di riferimento nello sviluppo della cronobiologia sono la scoperta dell'orientamento della bussola solare delle api e degli uccelli (68; 70; 195), l'analisi della coordinazione delle funzioni ritmiche (167), e la dimostrazione della ritmicità circadiana endogena a corsa libera negli esseri umani (11). Lo sviluppo della cronobiologia ha ricevuto ulteriori importanti impulsi attraverso l'esplorazione spaziale con equipaggio, con le condizioni speciali dell'eliminazione dell'ordine temporale terrestre.

L'interesse principale nello studio dei ritmi biologici è ancora concentrato sui processi ritmici diurni, annuali e lunari, soprattutto per quanto riguarda il loro controllo endogeno o esogeno e il meccanismo degli "orologi interni".

Il concetto di orologio come apparato preciso e indipendente da fattori esterni è applicabile solo in misura illimitata, poiché sia gli stimoli luminosi che quelli non fotici come l'assunzione di cibo possono regolare l'orologio interno e diventare così efficaci come zeitgeber esterni. Negli esperimenti sugli animali, l'oscillatore centrale del ritmo giorno-notte potrebbe essere localizzato morfologicamente nel nucleo soprachiasmatico in connessione con l'organo pineale. Il programma orario circadiano svolge due compiti diversi: Da un lato, la sua autonomia assicura l'indipendenza dal mondo esterno in certi momenti; l'altra capacità sta in una precisa regolabilità del sistema, che assicura che il ciclo non funzioni in modo desincrono rispetto al mondo esterno nonostante la sua autonomia. Entrambe le capacità possono anche essere dimostrate simultaneamente in organismi unicellulari (279).

Solo recentemente è stata data maggiore considerazione al fatto che gli organismi possiedono spettri complicati di numerosi processi ritmici che sono interconnessi in modo ordinato; questi sono indicati come **strutture temporali** o **ordini funzionali ritmici. A causa della** loro origine genetica parzialmente provata, sono chiamati *cronomi* (98; 99) in riferimento alla parola genoma.

Tuttavia, l'applicazione pratica delle ormai ampie conoscenze cronobiologiche in biologia e medicina è ancora agli inizi.

2.2. Lo spettro dei ritmi biologici

2.2.1. Durata del periodo dei ritmi

Se classifichiamo il gran numero di ritmi biologici conosciuti secondo la loro **durata di periodo,** otteniamo uno spettro che va dalle frazioni di secondo all'ordine di grandezza degli anni (vedi ☛, p. 8). La complessità e l'estensione dei cambiamenti ritmici aumentano con la durata del periodo. I ritmi a onde corte influenzano le singole cellule (per esempio i ritmi d'azione dei nervi) e i tessuti (per esempio l'elettroencefalogramma, gli epiteli ciliati). Nella gamma delle onde medie, influenzano interi organi (ad esempio il cuore) e sistemi più grandi (ad esempio la circolazione, la muscolatura liscia) e infine, nella gamma delle onde lunghe, comprendono l'intero organismo (ad esempio il ritmo sonno-veglia). I ritmi a onde ancora più lunghe puntano già oltre l'organismo individuale (per esempio il ritmo di fertilità delle donne) o rappresentano ritmi di popolazione (per esempio la migrazione dei lemming; la frequenza rivoluzionaria della storia (59).

Costanza di frequenza vs. modulazione di frequenza

Nella gamma di **lunghezze d'onda lunghe e medie,** i ritmi possono essere designati secondo la loro durata periodica (per esempio ritmo giornaliero, ritmo mensile, ritmo annuale), perché questi sono mantenuti costanti ("innescati") da influenze sincronizzanti o almeno preferiscono certe bande di frequenza.

Nella gamma delle onde corte, invece, le funzioni ritmiche mostrano modulazioni di frequenza più forti, così che di regola la designazione di questi ritmi è specifica della funzione (per esempio ritmo respiratorio o cardiaco, ritmo di azione nervosa).

Tab. 1: Spettro di durata del periodo dei ritmi biologici e il loro significato funzionale (dopo HILDEBRANDT 1981).

Perioden-dauer: (log)	Bezeichnungen nach der Periodendauer		Funktionelle Bedeutung
	infraannual (mehrjährige Rhythmen)		Evolution Populationsschwankungen Wachstum – Involution
1 Jahr	zirkannual (Jahresrhythmus)		Reproduktion (Fruchtbarkeit – Unfruchtbarkeit)
1 Monat	zirkatrigintan (zirkalunar) (Monatsrhythmus)	Lang-wellige Rhythmen	
	zirkaseptan (Wochenrhythmus)		Regeneration – Heilung Assimilation – Dissimilation
1 Tag	zirkadian (Tagesrhythmus)		Schlafen – Wachen Speicherung – Ausscheidung Aktivierung – Desaktivierung
	zirkatidal (Gezeitenrhythmus)		Tonussteigerung – Tonus-abnahme (glatte Muskulatur) Kreislauf, Peristaltik
	ultradian (mehr-stündige Rhythmen)	Mittel-wellige Rhythmen	Atmung (Einatmung – Ausatmung) Motorik, Fortbewegung
1 Stunde	zirkahoran (Stundenrhythmus)		Herzschlag (Systole – Diastole) Gehirntätigkeit (EEG)
1 Minute	(Minutenrhythmus) (10-s-Rhythmus)		Flimmerorgane Nervenaktion (Erregung – Erholung)
1 Sekunde	(Sekundenrhythmus)	Kurz-wellige Rhythmen	(Depolarisation – Repolari-sation der Zellmembran)
0,001 s			

2.2.2. Differenze formali dei ritmi

Nella **gamma delle onde lunghe,** i processi ritmici nella loro alternanza tra due tendenze funzionali polari seguono preferibilmente la forma di un'oscillazione a pendolo, mentre verso la **gamma delle onde corte**, vengono alla ribalta forme di oscillazione di tipo impulsivo (oscillazione di inclinazione, oscillazione di rilassamento) (☞3). Le oscillazioni del pendolo mostrano un andamento sinusoidale continuo e contengono una sola frequenza. Le oscillazioni di inclinazione, d'altra parte, contengono componenti ad alta frequenza e mostrano bruschi cambiamenti nella curva.

☞ **3**: Caratteristiche dei ritmi ultradiani, illustrate da criteri formali e di frequenza:
- I ritmi lenti si trovano prevalentemente nel metabolismo. Sono caratterizzati da un andamento sinusoidale (oscillazioni del pendolo) e sono stabili in frequenza sotto carico (con risposte in frequenza a forma di salto), ma variabili in ampiezza. Le sostanze altamente molecolari (proteine) sono coinvolte nei cicli di oscillazione.
- I ritmi veloci si trovano nel sistema nervoso, rappresentano oscillazioni di inclinazione con forma di impulso. Sotto carico, dimostrano di essere variabili in frequenza (per esempio secondo la legge di Weber-Fechner), ma mostrano stabilità di ampiezza secondo la legge del "tutto o niente". Sostanze e ioni a basso contenuto molecolare (Na+, K+, Cl-) sono coinvolti nel verificarsi delle oscillazioni di ribaltamento.
- I ritmi medi si trovano nei sistemi di distribuzione circolatori e respiratori Le caratteristiche di forma e le risposte al carico sono intermedie tra quelle dei ritmi lenti e veloci.

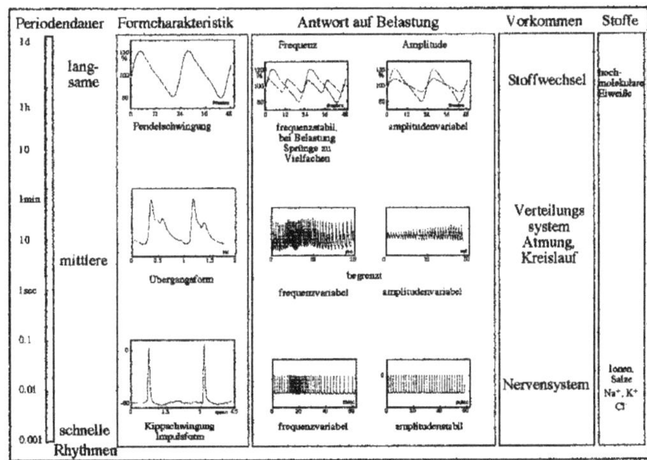

2.3. Relazioni ambientali dei ritmi biologici

I ritmi biologici di un organismo stanno in relazioni molto diverse con i molteplici processi ritmico-periodici dell'ambiente geofisico. Da questo punto di vista, i ritmi possono essere suddivisi come segue (cfr. 228; 229).

Exo-Ritmi

Qui si tratta di fluttuazioni ritmiche delle funzioni biologiche come risultato del controllo passivo delle fasi da parte di influenze geofisiche, per esempio, il cambiamento delle condizioni di esposizione durante la rotazione della terra, e altri ritmi ambientali (per esempio, influenze lunari o solari). Qui, quindi, c'è una completa dipendenza del sistema biologico da fattori esterni. Questa mancanza di autonomia corrisponde a un basso livello di sviluppo dell'organizzazione biologica del tempo. Un aumento dell'autonomia o dell'emancipazione temporale rappresenta sempre un progresso di sviluppo, anche dal punto di vista cronobiologico.

Ritmi Exo-Endo

Questi ritmi sono generati all'interno dell'organismo stesso, ma devono essere sincronizzati da stimoli ambientali periodici di frequenza simile e regolati da specifiche relazioni di fase. Questi stimoli ambientali regolatori sono chiamati **timer** (12). La prova cruciale per la componente endogena autonoma è la dimostrazione che quando i timer sono completamente esclusi (ad esempio, mediante isolamento sperimentale in grotte o bunker), il ritmo biologico persiste, di solito con una durata del periodo leggermente diversa. I ritmi persistenti sono quindi **"ritmi circadiani"**. Tali risultati sono disponibili, per esempio, per i ritmi circannuali (ritmi annuali), circalunari (ritmi lunari), circadiani (ritmi diurni) e circatidali (ritmi nelle variazioni di marea) (cfr. **Tab. 1 p.17**).

Lo sviluppo di ritmi endogeni, che possono essere sincronizzati e quindi adattati ai ritmi ambientali, ha un alto valore adattativo. L'organismo può adattarsi in tempo ai cambiamenti ambientali previsti (ritmi adattativi) e quindi guadagna autonomia.

Ritmi Endo

Gli endoritmi sono ritmi spontanei puramente endogeni, che sono indipendenti da timer esterni, ma sono coordinati con altri ritmi spontanei all'interno dell'organismo e possono quindi stabilire determinate relazioni di frequenza e fase tra loro.

Nella regione delle onde medie dello spettro, si possono spesso delineare norme di frequenza che sono preferibilmente correlate tra loro in semplici relazioni intere.

Nella gamma delle onde corte, tali relazioni tra i ritmi si indeboliscono, poiché la loro frequenza diventa più modulabile dallo stress funzionale interno ed esterno, finché all'estremo non ci sono più frequenze preferite e i vari ritmi endogeni diventano in gran parte indipendenti gli uni dagli altri. In generale, in condizioni di riposo i ritmi a onde medie e corte sono più strettamente coordinati, mentre sotto stress da prestazione sono più fortemente modulati in frequenza. Le indagini di questa zona sono quindi particolarmente adatte per determinare lo stato dell'ordine temporale autonomo e per la diagnostica funzionale (cfr. 5, p.165*ff*).

2.4. Ordine filogenetico dei ritmi

Le piante, gli animali e gli esseri umani mostrano uno spettro più o meno ampio di funzioni ritmiche per quanto riguarda la loro organizzazione ritmica. Essi differiscono tuttavia nell'espressione del versch. Gamme spettrali (s. **Tab.1**, p.17) e quindi nella prevalenza di certe forme di relazione ambientale e di dipendenza ambientale.

Nelle **piante, si** può trovare tipicamente una dominanza di ritmi a onda lunga con un'espressione più debole di endo-ritmi a onda corta e uno sviluppo corrispondentemente basso di proprietà autonome.

Negli **animali, con uno** sviluppo maggiore, si sviluppa tutto lo spettro dei ritmi con un'autonomia corrispondentemente maggiore.

In accordo con il suo progressivo distacco dagli ordini ritmici ambientali (emancipazione temporale), l'**uomo** è caratterizzato non solo da una particolare espressione di ritmi puramente endogeni ma anche da un progressivo indebolimento degli effetti temporali nella gamma delle onde lunghe dello spettro.

Di conseguenza, anche in termini di struttura temporale biologica, lo sviluppo filogenetico ed evolutivo può essere visto come un processo di crescente autonomia degli organismi (88; 101; 178).

2.5. Emersione dei ritmi biologici

La formazione e il mantenimento dei ritmi endogeni non sono ancora stati definitivamente chiariti. Le condizioni per questo sono certamente molto diverse nelle varie gamme di frequenza. È noto che i ritmi circadiani sono rappresentati geneticamente e soggetti all'ereditarietà. Tutte le idee del modello si riferiscono a processi circolari oscillatori e a processi di feedback. Si pensa che i processi chimici ciclici e i cicli cellulari siano alla base dell'"orologio interno" in primo luogo (270; 277; 279). Modelli più recenti di cronobiologia usano concetti di auto-organizzazione e
Sinergia per la comprensione dei ritmi biologici (86; 343).

I ritmi a onda lunga sono principalmente controllati da fattori ormonali di maggiore latenza e durata d'azione, mentre i processi a onda più corta sono controllati maggiormente dai nervi. Quest'ultimo può essere in parte attribuito ai processi ritmici di membrana. Una caratteristica importante dei ritmi endogeni con compensazione ambientale è l'estesa dipendenza dalla temperatura della durata del periodo. Tale compensazione della temperatura è stata anche dimostrata, per esempio, per la ritmicità minuta puramente endogena delle cellule muscolari lisce (76).

2.6. Reazioni ritmiche (periodi reattivi)

Oltre ai ritmi spontanei endogeni che si verificano costantemente, ci sono anche processi periodici nell'organismo che si verificano solo temporaneamente in risposta allo stress dello stimolo. Questi possono verificarsi in tutte le gamme di frequenza dello spettro. Poiché sono innescati al momento della stimolazione, la loro posizione di fase è determinata dal momento della stimolazione.

La durata del periodo delle reazioni ritmiche non è sorprendentemente identica a quella dei ritmi spontanei. Piuttosto, si trova nelle gamme tra i normali ritmi spontanei, ma è soprattutto in semplici relazioni intere con essi (cfr. **92👁**, p. 170). Tali **periodi reattivi di solito** suonano in modo silenzioso.

Le reazioni dell'organismo sono fondamentalmente strutturate in modo periodico. Come per i ritmi spontanei, l'estensione e il significato funzionale delle reazioni periodiche aumentano con l'aumentare della durata del periodo. Mentre nel caso di stress non abituali, circuiti funzionali dormienti vengono attivati per una regolazione compensatoria, la cui funzione periodica si attenua non appena viene raggiunto un nuovo stato di equilibrio, i ritmi spontanei rappresentano la selezione più favorevole tra l'ampio spettro di strutture temporali potenziali per l'adattamento dell'organismo a un ordine temporale ambientale (138).

2.7. Risultati cronobiologici

2.7.1. Controllo esogeno dei processi vitali (eso-
ritmi)

I processi vitali ritmici, che sono causati esclusivamente da fluttuazioni di fattori geofisici, si svolgono - come già detto - prevalentemente nella gamma dei ritmi a onda lunga.

Come esempi impressionanti si possono citare le piante bussola, che mettono le loro foglie secondo la posizione del sole, come anche il girasole. L'inizio e la fine del canto giornaliero degli uccelli sono controllati dall'attraversamento di un limite critico di luminosità che è diverso per ogni specie (☜4). Inoltre, questi includono i ritmi di popolazione (229) associati alle eruzioni solari e i ritmi medi di 11⅛ anni dell'attività delle macchie solari nelle piante, negli animali e negli esseri umani.

☜ **4**: Schema di un orologio per uccelli (dopo Bodensen 1965 da H. G. Mletzko u. I. Mletzko 1985)

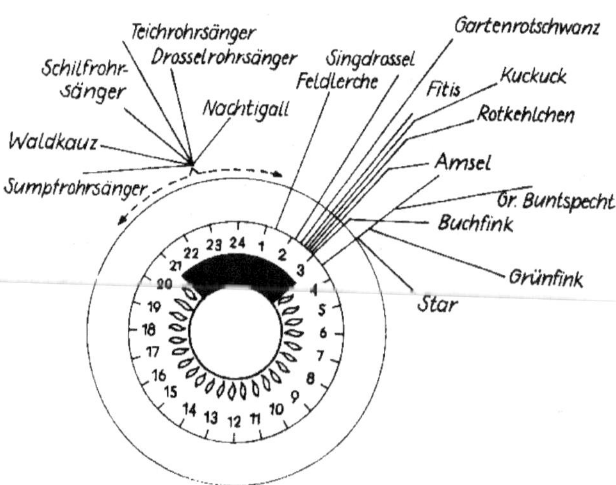

Il controllo esogeno dei processi biologici attraverso la durata e l'intensità dell'esposizione giornaliera, che fluttuano nel ritmo annuale (fotoperiodicità), è particolarmente significativo. Per esempio, la formazione dei fiori e il tasso di crescita nelle piante di giorno lungo e corto dipendono dal fatto che una certa esposizione giornaliera o durata dell'oscurità sia superata o meno. Allo stesso modo, le fluttuazioni dell'attività riproduttiva negli animali possono essere direttamente controllate dal regime di esposizione. Per esempio, negli esperimenti, le cicale potrebbero essere indotte a produrre uova mature durante tutto l'anno da un modello di illuminazione appropriato. La tempistica necessaria per tali controlli si verifica nelle piante e negli animali sulla base della ritmicità diurna endogena.

Nelle regioni aride, i rari periodi di pioggia sono zeitgeber per la crescita delle piante. Il controllo diretto esogeno dei processi vitali da parte dei cicli di temperatura esterni può anche essere dimostrato, specialmente negli organismi poikilotermici.

2.7.2. Ritmi sincronizzati da timer ambientali (eso-endo-ritmi)

Le fluttuazioni delle condizioni geofisiche associate all'alternanza del giorno e della notte, alle stagioni e - per alcuni organismi - anche all'orbita della luna, rappresentano fattori essenziali nell'organizzazione temporale dei processi vitali. Per questi, una regolazione costante e adeguata alla fase attraverso la sincronizzazione con i fattori ambientali che agiscono periodicamente (timer) è quindi un vantaggio essenziale. Poiché i ritmi a onda lunga sono processi complessi che combinano numerose funzioni individuali in un'interazione temporalmente ordinata, l'influenza dei timer assicura anche la sincronizzazione interna delle varie funzioni. Onde lunghe ritmi sincronizzati possono essere trovati in una grande varietà di piante, animali ed esseri umani.

2.7.2.1 Ritmo annuale (ritmo circannuale)

La posizione mutevole del sole causa cambiamenti stagionali dipendenti dalla latitudine nelle quantità geofisiche: Vengono influenzate soprattutto la luce e le radiazioni ultraviolette e le condizioni di temperatura. I corrispondenti ritmi biologici annuali sono in parte causati dalle fluttuazioni esterne (esoritmi). Tuttavia, non c'è dubbio che gli organismi hanno anche la capacità di generare e mantenere ritmi annuali endogeni.

Il ritmo biologico annuale ha un'influenza dominante sul **mondo vegetale**. Questo è particolarmente vero per la periodicità della vegetazione nelle zone temperate e polari. In condizioni ambientali costanti e dopo un cambiamento dell'emisfero terrestre, la pianta e anche le singole parti della pianta mantengono un ritmo annuale di precisione molto diverso. Gli esperimenti sui semi con cambio di temperatura, privazione d'acqua, ecc. hanno mostrato che il ritmo annuale di germinazione, rigonfiamento e attività enzimatica è abbastanza preciso e stabile. Il ritmo circannuale controlla la modalità di reazione fotoperiodica delle piante, ma è anche esso stesso controllato dalla fotoperiodicità del giorno.

Negli **animali, l'**ibernazione, la migrazione degli uccelli, l'estro, la diapausa (stadio pupale) e il cambio di generazione degli insetti sono fenomeni ritmici annuali comuni. Questi corrono al contrario negli emisferi nord e sud (☞5) e scompaiono nella regione equatoriale. Esperimenti sugli animali con isolamento ambientale perenne e cambiamenti nell'emisfero terrestre hanno dimostrato che gli organismi animali hanno ritmi annuali endogeni che, in condizioni ambientali costanti, assumono una durata periodica individualmente diversa e sono normalmente influenzati dalla stagionalità certi timer ambientali sono sincronizzati (85; 250).

5: L'attività sessuale nelle pecore in relazione al
Lunghezza del giorno. A in 52° latitudine nord. B in 33° latitudine
sud (dopo HAFEZ 1951 da MLETZKO & Mietzko 1985).

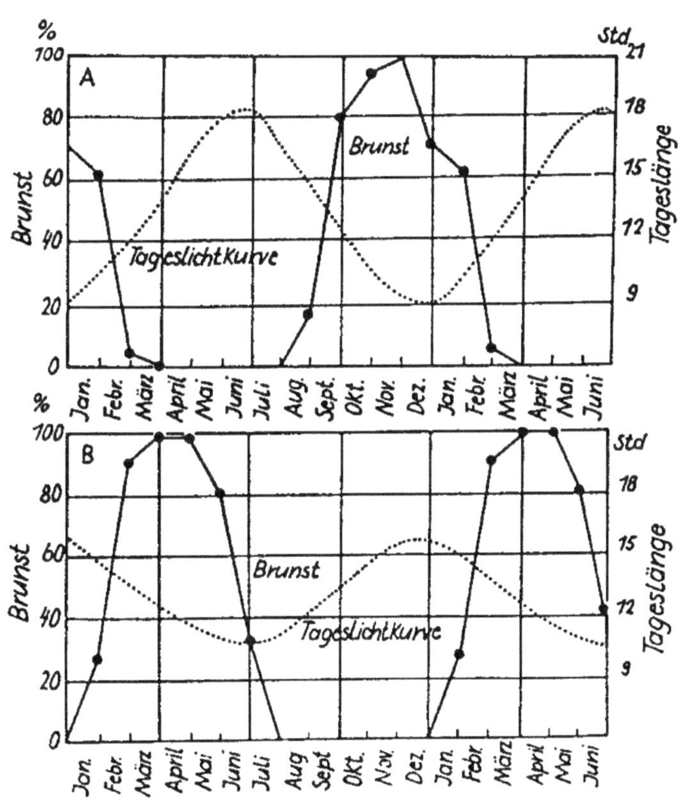

———— Zahl der brünstigen Muttertiere in Prozent der theoretisch
möglichen Zahl
·············· Tageslänge

Nel regno animale, la periodicità dei cambiamenti di luce gioca un ruolo dominante come zeitgeber. La luce non colpisce solo la retina, ma può anche influenzare l'organo pineale attraverso l'incidenza della luce attraverso il cranio, soprattutto negli anfibi e nei rettili. Principalmente si innescano cambiamenti ormonali (per esempio il rilascio di melatonina). I ritmi di migrazione degli uccelli, la crescita delle gonadi e i cicli di estro, così come la crescita della pelliccia e il letargo sono controllati simultaneamente dal ritmo circannuale endogeno e dalla lunghezza del giorno o dalle condizioni di temperatura. Tuttavia, i cambiamenti del ritmo annuale non sono limitati a certe funzioni, ma possono essere rilevati in tutto l'organismo.

Questo è stato dimostrato in particolare da numerosi studi sugli **esseri umani.** Oltre ai cambiamenti nell'equilibrio ormonale, sono stati dimostrati anche cambiamenti nel metabolismo, nella regolazione della temperatura, nella circolazione, nell'emopoiesi, nelle funzioni sensorimotorie, ecc. In analogia con il comportamento dell'ibernazione, i cambiamenti ritmici stagionali corrispondono a un'alternanza tra una regolazione ergotropica delle funzioni vegetative nella metà ascendente dell'anno e una regolazione sempre più trofotropica nella metà discendente dell'anno. Le fasi estreme sono di solito passate in febbraio e agosto. L'"anno biologico" non è dunque nella sua fasatura né identico all'anno calendariale né all'anno solare, ma sfasato.

I complessi cambiamenti dell'organismo nel ritmo annuale sono anche accompagnati da cambiamenti nelle prestazioni, nella prontezza di reazione, nell'adattabilità, nella suscettibilità e nella difesa, il che ha un'importanza pratica per la cronomedicina (cfr. cap. 3, pag. 45).

Il fenomeno della fatica delle molle, per esempio, è ben noto. Anche il ritmo mestruale (specialmente il menarca, 247) e la fase del ritmo diurno sono modificati stagionalmente (188).

Oltre alla durata e all'intensità dell'esposizione, gli stimoli foto-chimici della radiazione ultravioletta in forte aumento in prima-vera sono anche considerati come zeitgeber del ritmo circan-nuale, che è probabilmente anche endogeno negli esseri umani (la cosiddetta relazione inverno-primavera, 284).

2.7.2.2 Ritmi lunari e di marea (ritmi circalunari e cir-catidali)

Con un periodo medio di 29,53 giorni, il ritmo del ciclo lunare sinodico è accompagnato da numerosi cambiamenti geofisici. Soprattutto i cambiamenti nella luminosità notturna, la pressione dell'aria, la temperatura, le condizioni del vento e il campo geo-magnetico possono essere considerati come zeitgeber di un ritmo circalunare. Gli organismi marini in particolare forniscono es-empi impressionanti di processi di vita adattati ai ritmi lunari. Per esempio, il **verme palolo dei mari del sud, che** vive nelle barriere coralline, spinge la sua parte posteriore mobile, piena di prodotti sessuali, nell'acqua aperta ad una certa ora del giorno durante l'ultimo quarto di luna in ottobre e novembre per iniziare la riproduzione. La grande precisione della sincronizzazione pe-riodica lunare esterna dei cicli di sviluppo è particolarmente evi-dente in *Clunio* (una specie di zanzara), in cui il tempo di vita della femmina disponibile in riva al mare per l'accoppiamento e l'ovodeposizione è di soli 20 minuti.

I ritmi riproduttivi lunari si trovano non solo nel ritmo sinodico-lunare, ma anche in quello sizigico-lunare con un periodo di 14,7 giorni. I **Grunionfish** sulla costa della California depongono le loro uova sulla spiaggia durante le maree primaverili di luna nuova o luna piena, dove si sviluppano entro 14 giorni fino alla prossima marea primaverile, quando tornano in acqua. Per alcuni ritmi circalunari endogeni, la sincronizzazione con la luce lunare è stata assicurata in esperimenti di laboratorio con luce lunare artificiale (54; 103; 229).

Le differenze di luminosità notturna causate dalla luce della luna portano a un comportamento di attività alterato degli animali terrestri crepuscolari e attivi al buio. Diversi processi periodici lunari mantengono rigorosamente la loro durata del periodo in esperimenti di laboratorio con la luce della luna spenta. Questo potrebbe essere dovuto al controllo o alla sincronizzazione da parte di altri fattori dipendenti dalla Luna, come le variazioni del campo magnetico terrestre. Questo include le fluttuazioni nella sensibilità della luminosità spettrale dell'occhio. Nel guppy, una specie di pesce, il suo massimo è spostato al viola durante la fase di luna piena e al giallo durante la fase di luna nuova (200). Tali spostamenti lunari della sensibilità massima del colore nella stessa direzione sono stati osservati anche negli esseri umani (51; 193). Ripetutamente, una fluttuazione lunare dell'escrezione di acido urico è stata confermata anche nell'uomo (229). Recentemente, sono state trovate anche fluttuazioni nella suscettibilità all'infezione (220). Mentre per i fenomeni menzionati la connessione con l'ambiente non è stata ancora sufficientemente chiarita, si può considerare certo per il ritmo mestruale delle donne civilizzate che esso è endogeno e non è (più) sincronizzato dalla periodicità lunare nonostante la durata simile del periodo in media. Nelle scimmie, i cicli ovulatori possono essere sincronizzati con il ciclo della fase lunare nelle regioni vicine all'equatore. I recenti tentativi di innescare il ciclo ovulatorio femminile tramite esposizione notturna non permettono ancora di trarre conclusioni definitive (199). Per la considerazione del ciclo nella terapia, vedi cap. 3.2, p. 50.

Secondo studi recenti, la crescita delle piante è più fortemente influenzata dal ritmo lunare siderale (durata del periodo 27,3), che è stato dimostrato in particolare nelle fluttuazioni della resa di fagioli, patate e ravanelli (306).

<table>
<tr><td>ritmo di marea del mare</td><td>I cambiamenti periodici della sfera atomica e del livello del mare causati dalla rotazione della terra e dalla gravitazione della luna (maree) hanno una durata periodica di 24,8 ore (ritmo lunare)</td></tr>
</table>

o di 12,4 ore (ritmo mareale). Soprattutto negli organismi marini costieri, ma anche in alcuni animali terrestri, sono stati dimostrati ritmi circadiani endogeni, che persistono in laboratorio quando i timer sono esclusi e sono normalmente sincronizzati dalle maree o dalla luce della luna. Inoltre, tali organismi hanno anche ritmi circadiani, che possono diventare dominanti, per esempio, nei granchi durante le basse ampiezze di marea. Possono anche verificarsi sovrapposizioni tra i ritmi circatidali e circadiani. Notevolmente, gli organismi marini con ritmi di attività circatidale a corsa libera in condizioni di laboratorio incorporano simultaneamente le modulazioni di ampiezza lunare dei ritmi di marea (● 6). Il livello dell'acqua, la pressione dell'acqua, l'illuminazione e le vibrazioni causate dal movimento dell'acqua possono essere considerati come zeitgeber della ritmicità circatidale.

● **6**: **Ritmo di marea dell'attività di nuoto del pesce appena pescato Gamberi (Synchelium) in laboratorio (*in basso*). Per confronto il corso delle maree nel biotopo (*sopra*) (dopo B** $\scriptstyle\ddot{\text{U}}$ **NNING 1977).**

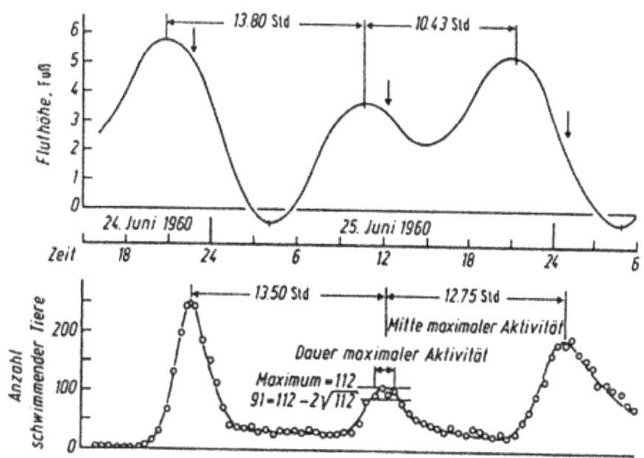

2.7.2.3 Ritmo giornaliero (ritmo circadiano)

Tutti gli organismi si sono adattati all'alternanza del giorno e della notte sviluppando ritmi circadiani endogeni in cui sono coinvolte praticamente tutte le funzioni. Le fluttuazioni ritmiche diurne nelle loro prestazioni biochimiche influenzano ogni singola cellula dell'organismo, così come i cambiamenti strutturali associati, ad esempio nella struttura mitocondriale, nelle riserve di energia o nella produzione di secrezioni. Nelle piante, per esempio, l'alternanza di assimilazione e dissimilazione, la posizione delle foglie, la fioritura e l'impollinazione dei fiori sono in prima linea nell'organizzazione circadiana (☻7). Negli animali, l'attività e il riposo, l'assunzione di cibo, la riproduzione e il comportamento sociale sono strettamente legati al ciclo diurno. Di conseguenza, le funzioni del metabolismo, la fornitura di energia, la respirazione e la circolazione, così come il controllo nervoso e ormonale sono soggetti a cambiamenti ritmici diurni. Questo vale anche per gli esseri umani, anche se il loro comportamento non è necessariamente legato alle fasi di questi cambiamenti ritmici diurni ("Le stelle non costringono, ma fanno inclinare").

☻ **7** : *In alto:* Fagiolo (Phaseolus coccineus) in posizione notturna *(sinistra)* e diurna *(destra).*posizione *(a destra). In basso:* Corso tipico del movimento diurno delle foglie di Phaseolus coccineus in bassa luce continua entro 6 giorni si verifica uno spostamento di fase di circa 17 ore. La durata del periodo è quindi di circa 27 ore. Archi circolari a intervalli di 24 ore (dopo BÜNNING 1977).

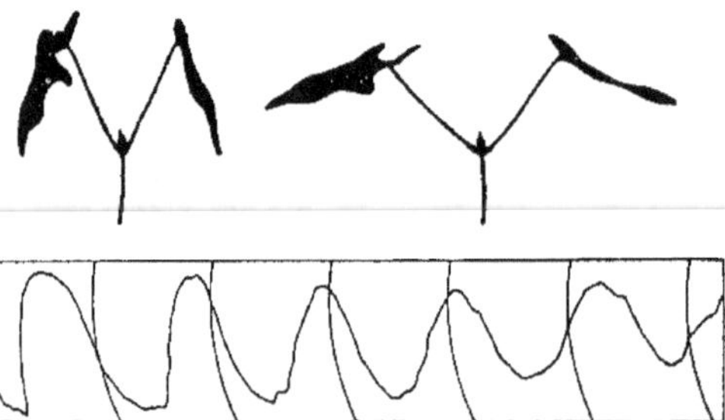

Il ciclo di esposizione è uno zeitgeber dominante per le piante e gli animali, ma anche i cicli di temperatura, l'umidità, l'approvvigionamento alimentare, il rumore e le fluttuazioni del campo geomagnetico e le oscillazioni elettromagnetiche possono agire come zeitgeber. Anche per gli esseri umani, il ciclo di esposizione (o la luce) è uno zeitgeber dominante. L'incidenza della luce sulla retina, attraverso la mediazione di un centro neurosecretorio circoscritto (nucleo soprachiasmatico nel diencefalo), porta ad ampie reazioni umorali con soppressione della produzione di melatonina da parte della ghiandola pineale (269) (vedi p. 61). Ma anche altre qualità di stimoli sono in grado di sincronizzare il sistema circadiano, soprattutto gli zeitgeber sociali.

Se il timer viene escluso nell'esperimento di isolamento, il ritmo diurno continua con un periodo (circadiano) che si discosta dalle 24 ore (● 8; cfr. anche ● 7). Le deviazioni sono generalmente maggiori nelle piante che negli esseri umani. La frequenza naturale del sistema che funziona liberamente in condizioni costanti è sistematicamente influenzata dal livello di stimolo ambientale. Aumenta, per esempio, negli animali attivi alla luce con l'aumentare dell'intensità dell'esposizione continua, e negli animali attivi al buio con la diminuzione dell'intensità della luce, per cui allo stesso tempo il rapporto tra tempo di attività e tempo di riposo si sposta (regola di Aschoff; 12).

Nel caso di un giorno artificiale che viene modificato nel tempo per mezzo di ritmi di esposizione sperimentali, il ritmo endogeno segue questo entro un certo intervallo di trascinamento (pull range), che a sua volta è più grande nelle piante che negli animali e negli esseri umani. Un salto di fase del ritmo zeitgeber è seguito dal ritmo endogeno solo nel corso di giorni e settimane a causa della sua persistenza (● 9), e questo è più veloce nelle piante che negli animali e negli esseri umani, dove la risincronizzazione, ad esempio dopo un viaggio aereo con salti di fuso orario, può richiedere 1-3 settimane (78). Le relazioni di fase individualmente diverse tra il periodo del timer e la ritmicità endogena risultano dalla differenza di frequenza,

8: *In alto*: ritmo circadiano di attività a corsa libera di un persona sotto esclusione del timer in un bunker. Accettazione dell'orologio la sera del 7 agosto. *Sotto*: Ritmicità circadiana a corsa libera di varie funzioni corporee sotto esclusione del timer. Le frecce in alto indicano le ore 12 CET, le linee verticali i confini tra i giorni soggettivi (dopo ASCHOFF & WEVER 1962).

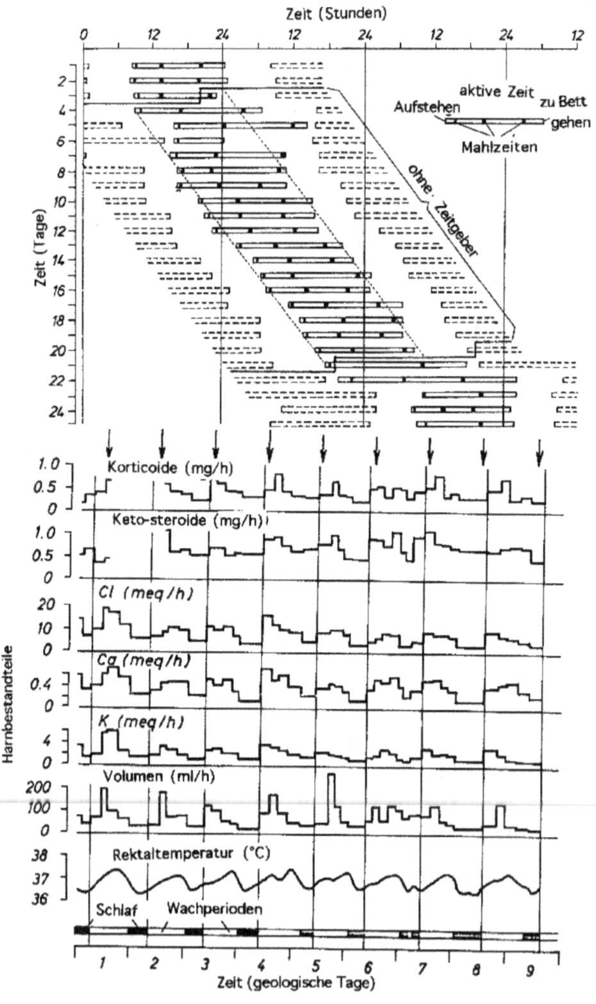

la forza dello zeitgeber e l'ampiezza dell'oscillazione endogena così come dalla sensibilità dell'organismo allo stimolo zeitgeber, che è anche qualitativamente dipendente dalla fase circadiana dell'incidenza dello stimolo (123). Questo si traduce in una differenziazione in tipi mattutini e serali per gli esseri umani (☻ 10) (237).

☻ 9: Periodicità di attività dei fringuelli in luce artificiale cambiare prima e dopo il salto di fase del timer di 12 ore. raddoppiando il tempo di buio (sopra) e il tempo di luce (sotto) (dopo Aschoff 1965).

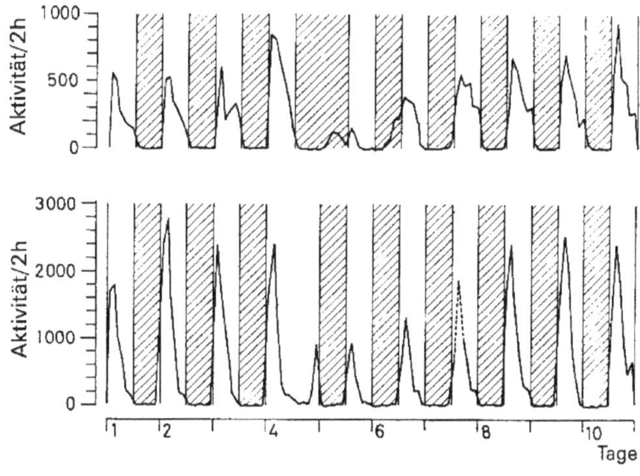

Anche negli organismi inferiori, i processi circadiani endogeni non possono essere ricondotti a un unico "orologio interno". Le indicazioni sono la persistenza di fenomeni ritmici diurni in parti di piante separate o già in parti di cellule (278; 279; 293; 294). Negli animali e nell'uomo, si possono osservare desincronizzazioni interne di varie funzioni parziali in caso di disturbi dell'orologio periodico e in caso di esclusione dell'orologio, che aumentano di frequenza con l'età e, nell'uomo, anche con il grado di nevroticità (342).

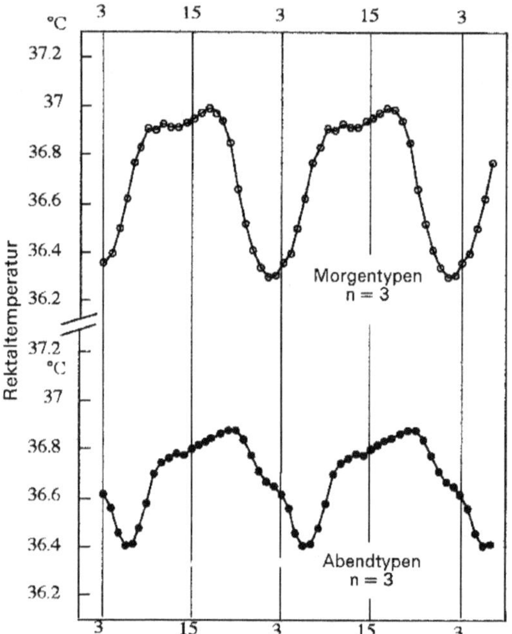

10: Variazione diurna media della temperatura corporea di ciascuno dei tre sani Soggetti con fasi atipiche mattutine e serali del ritmo diurno in condizioni di riposo uniformi nella camera climatica con cibo uniformemente distribuito (secondo i dati di HILDEBRANDT & CO-WORKERS 1977).

Esperimenti di incrocio in piante e animali con diverse lunghezze del periodo circadiano hanno fornito prove della fissazione genetica e dell'ereditarietà della lunghezza del periodo circadiano. Nell'embrione di uccello, i ritmi metabolici circadiani sono già sviluppati molto presto. I ritmi circadiani possono essere rilevati anche negli esseri umani appena nati, ma i periodi ultradiani e infradiani endogeni (specialmente il circaseptano) dominano durante le prime settimane di vita (61; 87; 94; 96; 295).

I cambiamenti circadiani che interessano l'intero organismo sono accompagnati da cambiamenti nelle sue funzioni fisiche e mentali caratteristiche di prestazione mentale, resistenza, sensibilità agli stimoli e prontezza di reazione. Questo vale anche per la sensibilità allo zeitgeber, il cui tempo di esposizione in condizioni naturali coincide con il massimo della sensibilità. Le fluttuazioni circadiane possono essere messe in pratica in quanto certi effetti sull'organismo possono essere aumentati o diminuiti da una tempistica appropriata delle azioni scatenanti (89). Questo entra in gioco soprattutto nella cura dei malati (➤Cronoterapia, p. 52), ma anche, per esempio, nella disinfestazione.

Biocronometria

I ritmi circadiani possono servire come base per le misurazioni del tempo biologico (biocronometria), specialmente per misurare la lunghezza del giorno. In molte piante, la germinazione dei semi, lo sviluppo vegetativo, la formazione dei fiori e quindi anche la loro distribuzione geografica sono codeterminati dalla lunghezza del giorno. Negli animali questo riguarda i fenomeni legati alla stagione dello sviluppo delle gonadi e della riproduzione, il comportamento migratorio degli uccelli, il cambiamento del pelo, ecc. Le piante e gli animali possono reagire a differenze di lunghezza del giorno di pochi minuti. Questo è possibile perché non è l'intensità della luce dipendente dal tempo, ma le variazioni di intensità delle fasi crepuscolari nella gamma tra 1 e 10 lux che sono decisive. I recettori per questi effetti fotoperiodici non sono sempre identici ai recettori per la sincronizzazione del timer; i massimi degli effetti spettrali per i due effetti di luce possono anche essere diversi. Applicando brevi esposizioni di disturbo in certe fasi circadiane, per esempio, gli effetti di lunga durata possono essere innescati in qualsiasi momento; questo è praticamente usato nell'allevamento di fiori e animali, per esempio, per controllare la data di fioritura o per aumentare le rese.

Il "orologio interno"

Infine, il ritmo circadiano serve a numerosi organismi come "orologio interno" per l'orientamento temporale e per la compensazione temporale nell'orientamento direzionale secondo il corpi celesti. Così, il tempismo preciso gioca un ruolo importante nella ricerca della preda o del partner sessuale. Nelle api, la precisione della memoria temporale è così grande che possono essere addestrate a tempi specifici con una precisione di 20 minuti (◉ **11**). Gli esseri umani sono anche noti per essere in grado di svegliarsi puntualmente secondo una pre-sentenza o di mantenere esattamente gli appuntamenti anche durante il giorno senza timer esterni ("orologio interno"; 36) (◉ **12**).

◉ **11**: Risultato dell'addestramento temporale delle api. Dopo una precedente alimentazione regolare di un gruppo numerato di api ogni giorno dalle 4 alle 6 del pomeriggio, il giorno dell'osservazione (senza alimentazione) le api contrassegnate con i numeri sono venute alla ciotola del cibo vuota nel tempo dalle 6 alle 8 del pomeriggio (dopo BÜNNING 1977).

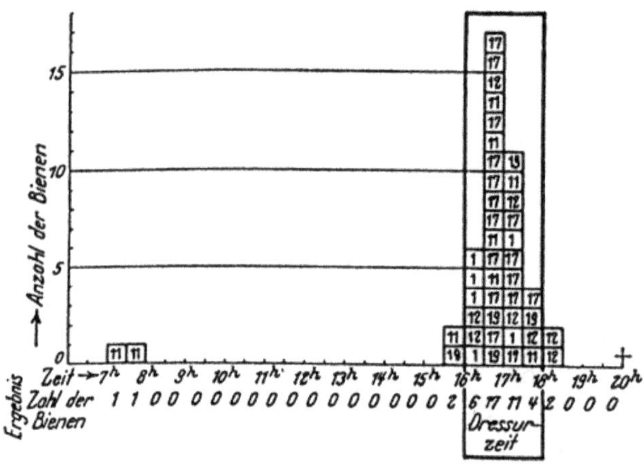

Il coinvolgimento dei ritmi diurni nell'orientamento direzionale è stato scoperto per la prima volta nelle api, che, quando trovano una fonte di cibo, si orientano secondo l'angolo corretto diurnamente del sole e possono anche comunicare visibilmente questa informazione nella figura della danza (68; 69).

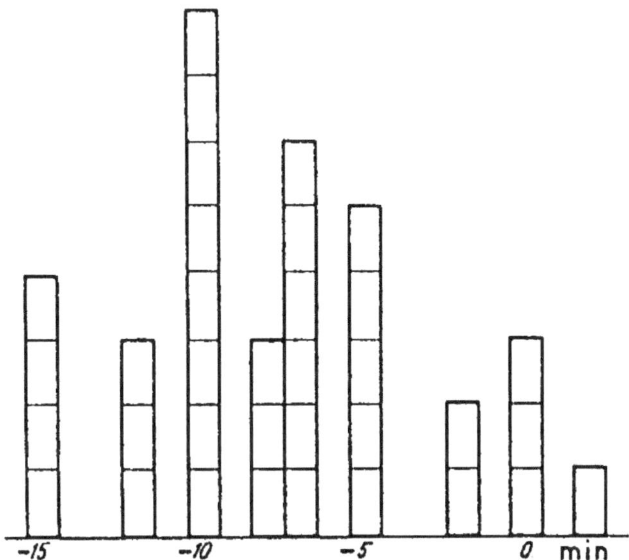

12: Precisione del tempo di risveglio negli esseri umani. Viene tracciato il numero di casi (ogni singolo caso un rettangolo) in cui il soggetto si è svegliato entro il limite di tempo impostato. 0 = limite di tempo impostato; valori negativi = risveglio troppo precoce in minuti. (secondo CLAUSER 1954).

È stato anche dimostrato che la bussola solare e l'orientamento stellare degli uccelli tengono conto dell'ora del giorno secondo i ritmi circadiani. Tale bussola compensata dal tempo può essere regolata sperimentalmente risincronizzando l'orologio circadiano, il che è stato dimostrato anche nei mammiferi, nei pesci, nelle lucertole, nelle tartarughe e nelle rane. Ci sono animali che possono orientarsi direzionalmente verso la luna e quindi hanno la possibilità di una compensazione temporale corrispondente.

2.7.3. Ritmi autonomi a onde medie e corte (endoritmi)

2.7.3.1 Coordinazione della frequenza e della fase dei ritmi delle onde medie

Mentre nelle piante sono noti solo alcuni ritmi autonomi nella gamma di onde medie dello spettro (ad esempio i movimenti delle foglioline nel *Desmodium gyrans, le* pulsazioni di crescita), questa gamma si sviluppa in modo particolarmente differenziato negli animali e nell'uomo. Invece della sincronizzazione con gli zeitgeber esterni, i ritmi, che qui comprendono sistemi funzionali più ampi o organi, si dimostrano reciprocamente ordinati in proporzioni di frequenza intero-armonica e relazioni di fase specifiche. Tali coordinamenti sono mediati da interazioni riflesse o da "effetti magnetici" (167) tra centri ritmici nel sistema nervoso centrale. Possono anche essere basati su accordature strutturalmente ancorate determinate da relazioni di capacità.

Secondo la loro durata, i periodi ultradiani di diverse ore, che nell'uomo e negli animali sovrappongono di regola il corso ritmico diurno di tutte le funzioni e stanno in rapporti interi preferenziali al periodo di 24 ore, appartengono a questa gamma. Questo include il ritmo laterale della respirazione nasale negli esseri umani e negli animali (cfr. 176; 296; 315; 339), che si basa su riarrangiamenti dell'asimmetria del flusso di sangue nelle membrane mucose nasali. Di natura più reattiva è il ritmo di 4 ore del desiderio di cibo dimostrato nel neonato così come la periodicità delle fluttuazioni della profondità del sonno, la cui durata è di 75-200 min e la cui ampiezza si affievolisce in modo sommesso nel corso del sonno notturno e del giorno seguente.

Particolarmente caratteristico per il comportamento dei ritmi nella gamma delle onde medie è l'ordine funzionale ritmico

1 min Ritmo degli
organi muscolari
lisci

del sistema muscolare liscio, che è responsabile del tono e del movimento di tutti gli organi cavi e co-determina il tono della pelle e delle mucose. Il ritmo di base comune ha un periodo di circa 1 minuto, è - almeno per i vasi sanguigni - controllato centralmente dai nervi (◉ 13). Inoltre, ci sono lente fluttuazioni toniche del sistema con una durata del periodo di circa 1 ora. Inoltre, tutti gli organi muscolari lisci sviluppano ritmi di lavoro più rapidi le cui durate periodiche sono in proporzioni semplici di numeri interi al ritmo di base di 1 minuto, ma che sono specie-specifiche e organo-specifiche (76). Negli esseri umani, per esempio, il ritmo della peristalsi gastrica al ritmo minuto è in un rapporto di 3:1 e il ritmo delle contrazioni duodenali alla peristalsi gastrica è in un rapporto di 4:1, in modo che esiste uno spettro armonicamente strutturato di durate di periodo preferite (301).

◉ **13**: **Fluttuazioni spontanee minuto-ritmiche delle variabili del flusso sanguigno negli esseri umani. Decorso simultaneo in tre diverse parti del muscolo con fluttuazioni opposte nella pelle (dopo GO-LENHOFEN 1962).**

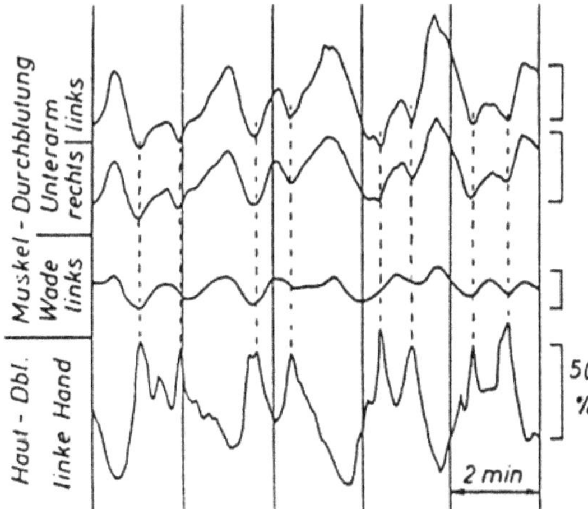

Un ordine di frequenza corrispondente si trova nelle varie funzioni ritmiche della circolazione e della respirazione (14) (119). La corrispondenza di frequenza più conosciuta è quella tra il ritmo cardiaco e quello respiratorio. Il rapporto di frequenza è di 4:1 negli esseri umani sani a riposo, ed è stato anche stabilito come la norma per vari animali a sangue caldo, mentre nei pesci il ritmo respiratorio può essere più frequente del ritmo cardiaco nonostante la corrispondenza dei numeri interi (262).

14: Distribuzione di frequenza delle lunghezze di periodo dei ritmi cardiaci, Ritmo respiratorio, ritmo della pressione sanguigna e ritmo dei minuti (da sinistra a destra) da indagini spettro-analitiche della modulazione della frequenza cardiaca in soggetti sani che dormono (dopo RASCHKE & CO-WORKERS 1977).

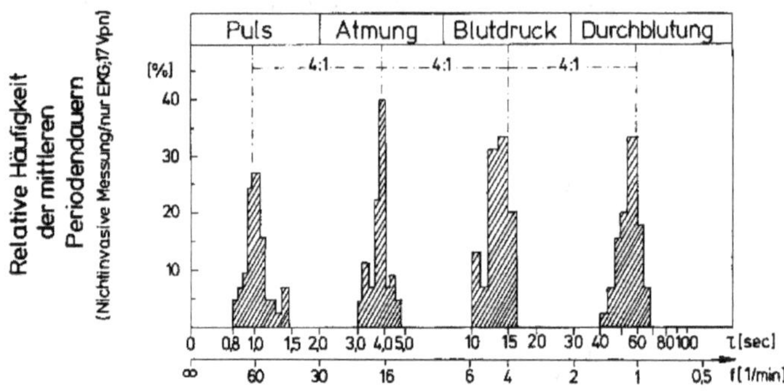

La coordinazione armonica delle frequenze delle funzioni ritmiche è intensificata in condizioni di riposo e soprattutto durante il sonno, ma è sempre più annullata durante lo stress da prestazione. Il significato funzionale della coordinazione consiste in una maggiore economia. Questo vale anche per la coordinazione tra il ritmo respiratorio e il ritmo dell'andatura. L'ordine di frequenza è funzionalmente importante, specialmente nei sistemi collegati in serie (per esempio la circolazione respiratoria; sezioni del tratto digestivo).

Questo si applica allo stesso modo all'impostazione di certe relazioni di fase (coordinazione di fase, accoppiamento di fase), per esempio nel caso dei ritmi di movimento. I ritmi della stessa frequenza così come quelli di frequenze diverse possono essere ordinati alla coazione economica. L'attività motoria delle pinne dei pesci, le diverse andature dei quadrupedi, l'interazione dei ritmi cardiaci e respiratori (👁 15) così come le diverse sezioni del tratto digestivo o la sintonizzazione del ritmo cardiaco all'oscillazione naturale del sistema arterioso sono esempi ben studiati di coordinazione di fase negli esseri umani e negli animali. Nell'uomo, inoltre, sono stati dimostrati accoppiamenti di fase tra il ritmo dell'andatura, il battito delle palpebre e la deglutizione con i ritmi vegetativi (cfr.👁 87, p. 163), persino tra il battito cardiaco delle donne incinte e il ritmo cardiaco del feto (👁 16).

👁 **15**: **Aumento dell'accoppiamento di fase dell'inizio dell'ispirazione al Metà del periodo del battito cardiaco, ciascuno diviso in 20 classi del 5%, dopo che un soggetto sano si è addormentato (secondo i dati di STORCH 1967).**

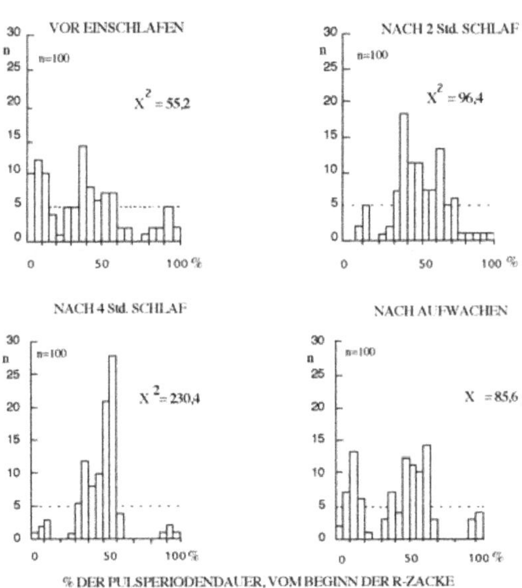

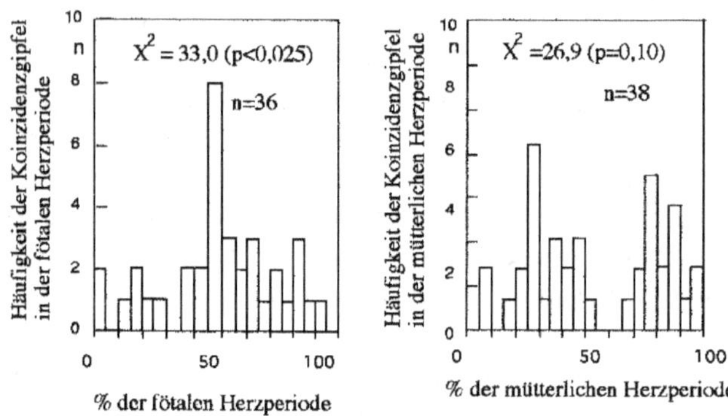

👁 16: Distribuzione di frequenza dei picchi di coincidenza del cardiaco materno azioni nel periodo cardiaco fetale (in alto) e il picco di coincidenza delle azioni cardiache fetali nel periodo cardiaco materno (in *basso*). Ulteriori spiegazioni si trovano nel testo (dopo HILDEBRANDT & KLEIN 1979).

La coordinazione di fase tra ritmi di frequenze diverse si verifica con vari gradi di gravità (coordinazione assoluta e relativa; 167). La coordinazione delle fasi è anche migliorata a riposo e soprattutto durante il sonno, il che è associato a una maggiore economia funzionale. Alcuni ritmi sono coordinati solo in condizioni di riposo (ad esempio il ritmo cardiaco), mentre la modulazione di frequenza è prominente durante lo stress.

2.7.3.2 Ritmi a onde corte modulati in frequenza

Nel campo dei ritmi a onde corte, che interessano singoli organi, tessuti, cellule o organelli cellulari e sono generati autonomamente tramite fluttuazioni del potenziale di membrana, è predominante il principio delle modulazioni di frequenza scorrevoli in funzione delle influenze esterne. Questo vale in generale per le strutture eccitabili nelle piante, negli animali e nell'uomo, ma in modo speciale per il ritmo informativo del sistema nervoso, la cui frequenza è modulata a seconda del segnale.

In linea di principio, ogni cellula nervosa così come ogni recettore sensoriale può essere considerato come un centro ritmico con frequenza modulabile dall'esterno. Tuttavia, anche nella gamma di onde corte dello spettro delle funzioni ritmiche, possono verificarsi fenomeni di coordinazione e sincronizzazione interna, che poi portano alla cospicua preferenza di certe frequenze per funzioni più complesse, ad esempio nell'EEG il ritmo a 10 Hz delle onde alfa o le onde più lente che si verificano nel sonno profondo, che sviluppano ampiezze ancora maggiori a causa della sincronizzazione più completa.

- Gli esoritmi sono processi di vita ritmici che sono causati esclusivamente da fluttuazioni di fattori geofisici. Si verificano prevalentemente nella gamma delle onde lunghe e corrispondono allo stadio di sviluppo più basso dell'organismo del tempo biologico.

- Gli eso-endo-ritmi sono ritmi generati nell'organismo stesso, che vengono sincronizzati per mezzo di timer esterni.

- Gli endoritmi sono ritmi spontanei endogeni indipendenti dagli zeitgeber esterni e rappresentano un aumento dell'autonomia e dell'emancipazione temporale.

- Le reazioni ritmiche o periodi reattivi sono processi periodici nell'organismo che si verificano temporaneamente in risposta a carichi di stimoli. Si verificano in tutte le gamme di frequenza dello spettro. I periodi reattivi suonano tipicamente in sordina.

- Nella gamma delle onde medie, possono verificarsi sintonizzazioni armoniche dei ritmi (coordinazione di frequenze e fasi) e modulazioni reciproche di frequenza, come nella modulazione del battito cardiaco da parte della respirazione (aritmia sinusale respiratoria).

3. Ritmi biologici e medicina (cronomedicina)

Mentre l'organismo umano sano è organizzato nei ritmi cosmici (ciclo diurno, ciclo annuale), disturbi di queste sincronizzazioni si verificano nel caso di una grande varietà di malattie. I cambiamenti nella coordinazione della frequenza intera tra i ritmi cardiaci e respiratori che si osservano normalmente a riposo sono strettamente legati ai disturbi della regolazione vegetativa e possono verificarsi, per esempio, dopo un infarto. Numerose malattie hanno le loro strutture temporali caratteristiche. Anche i cicli di sviluppo degli agenti patogeni possono essere decisivi per questo; i disturbi della struttura temporale dell'organismo legati alla malattia si esprimono spesso in tipici modelli di reazione periodici. Secondo le recenti scoperte della cronobiologia, le norme fisiologiche non possono più essere definite staticamente, ma sono esse stesse soggette a fluttuazioni ritmiche e devono quindi essere caratterizzate cronobiologicamente.

3.1. Ritmi biologici e malattia (cronopatologia)

Lo stato normale sano dell'organizzazione temporale dell'essere umano è caratterizzato da un lato dalla disposizione ambientale appropriata alla fase (sincronizzazione) nella gamma dei ritmi ad onda lunga, dall'altro, però, anche dall'interazione ordinata dei ritmi autonomi nella gamma delle onde medie e corte dello spettro (coordinazione di frequenza e fase).

Disturbi di sincronizzazione esterna e interna del ritmo circadiano con spostamenti di fase e durata del periodo libero che si discosta dalle 24 ore sono noti in varie malattie, per esempio in alcune forme di depressione, sono stati scoperti (350). Nei pazienti affetti da cancro, sono state trovate deviazioni di frequenza del ritmo circadiano della temperatura nella zona malata (298; 299; 300). Nei pazienti renali, maggiore è la compromissione funzionale del rene, più fortemente il ritmo della minzione si sovrappone a periodi reattivi ultradiani (215; 219). Anche i disturbi del sonno devono essere considerati in linea di principio come disturbi del ritmo biologico diurno (213).

Disturbi nella frequenza e nella coordinazione di fase dei ritmi autonomi nella gamma delle onde medie caratterizzano deviazioni dalla normale reattività delle funzioni vegetative e disturbi nell'economia di regolazione. Per esempio, i cambiamenti nella normale coordinazione della frequenza intera tra i ritmi cardiaci e respiratori (4:1) sono strettamente legati ai disturbi della regolazione autonomica, che si verificano anche dopo un infarto miocardico (105). A seconda della direzione della deviazione, hanno un valore prognostico di risposta. Nei disturbi psichiatrici, sono state dimostrate attenuazioni dell'accoppiamento di fase tra i ritmi cardiaci e respiratori (204; 244). Deviazioni della normale corrispondenza di frequenza intera tra ritmo cardiaco e oscillazione fondamentale arteriosa dalla norma 1:2 caratterizzano un disturbo della regolazione circolatoria con aumento dello stress cardiaco (71) (cfr. cap. 5.3.10, pag. 167).

Tuttavia, le malattie non sono solo associate a disturbi dei ritmi biologici, ma sono anche esse stesse soggette all'influenza dei vari ritmi. Così, tutti i ritmi a onda lunga influenzano la suscettibilità e la frequenza delle malattie, la mortalità, la frequenza degli incidenti, ecc., sia attraverso le fluttuazioni delle condizioni ambientali che attraverso i cambiamenti delle caratteristiche biologiche.

È stato dimostrato che le variazioni di mortalità dipendono dal ritmo dell'attività delle macchie solari, dal ritmo annuale, dal ritmo lunare e dal ritmo diurno. Per molte malattie, le fluttuazioni ritmiche stagionali della frequenza sono caratteristica (malattie stagionali).

Malattie stagionali contro malattie pseudo-stagionali

Questi possono essere dovuti a cambiamenti stagionali nelle condizioni ambientali (per esempio stress da calore, carenza di vitamine, allergeni del polline, condizioni di sviluppo di patogeni parassitari) o a fluttuazioni nel sistema immunitario dell'organismo (per esempio difterite, tubercolosi). Tuttavia, fattori sociali, come l'inizio della scuola con un improvviso miglioramento delle condizioni di trasmissione delle malattie infettive, possono anche essere la causa di un aumento della frequenza delle malattie (malattie pseudo-stagionali) (284). Le fluttuazioni della frequenza delle malattie nel ritmo mestruale sono in parte dovute a cambiamenti nelle prestazioni e nella resistenza, ma possono anche essere espressione di ampiezze eccessive dei cambiamenti vegetativi stessi (per esempio la sindrome premestruale).

Circaseptane Periodico

I cambiamenti ritmici diurni dell'organismo portano a fluttuazioni nei prerequisiti di nascita e morte, prestazioni fisiche e mentali, insorgenza e manifestazione di malattie, disturbi soggettivi, ecc. Così, accumuli diurni caratteristici si trovano per numerose malattie, ad esempio per gli attacchi d'asma, l'edema polmonare e l'infarto del miocardio (👁 17) (105). I ritmi biologici sono anche causalmente coinvolti nelle provate fluttuazioni ritmiche settimanali nella frequenza degli incidenti e dei suicidi, degli attacchi cardiaci, etc. (324). La periodicità circaseptana sottostante è una periodicità reattiva endogena che può essere sincronizzata e mantenuta dal ritmo settimanale. Tuttavia, sotto forti sollecitazioni di stimolo, ad esempio dopo cambiamenti climatici e operazioni o durante le cure termali, la periodicità circaseptana è dimostrabilmente sincronizzata non dal ritmo settimanale esterno ma dall'inizio dello stimolo. Poi sviluppa temporaneamente un'ampiezza molto maggiore ed è accompagnata da notevoli fluttuazioni nella reattività, nella suscettibilità alle malattie, nella difesa del sistema immunitario e nella mortalità (per esempio, crisi termali e di acclimatazione; cfr. 139).

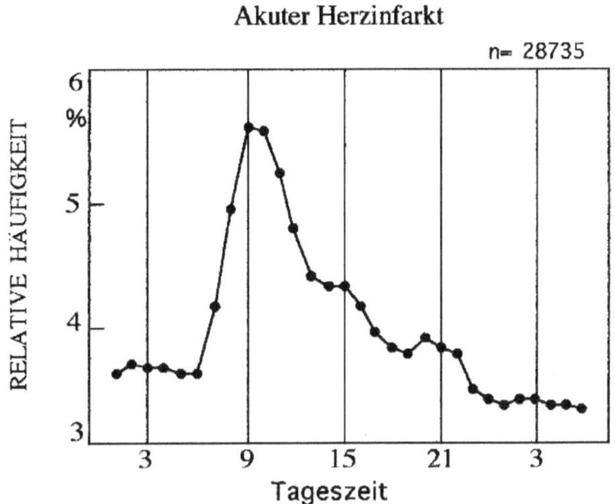

17: Distribuzione temporale dell'infarto miocardico acuto (n = 28.735). È la frequenza relativa di occorrenza è mostrata (dopo HECKMANN 1994).

Numerose malattie hanno le loro proprie strutture temporali caratteristiche in quanto sviluppano corsi fasico-periodici o si svolgono in episodi intermittenti-periodici (per esempio le malattie infettive, le cosiddette malattie periodiche come la peritonite periodica, le infiammazioni articolari periodiche, alcune psicosi) (Lit.-Übers. s. 266; 271; 272). I cicli di sviluppo degli agenti patogeni possono essere decisivi (per esempio la malaria), ma più frequentemente la struttura temporale della malattia è espressione della reazione periodica dell'organismo nell'affrontare il disturbo patologico (periodicità reattiva). Le durate periodiche che si verificano sono preferibilmente in semplici rapporti interi a quelli dei ritmi spontanei, aumentano con l'estensione del disturbo e determinano il carattere della reazione che serve il processo di autoguarigione (92, p. 170). Ci sono transizioni fluide alle reazioni fisiologiche di recupero e di adattamento.

Per esempio, le reazioni con durate periodiche dell'ordine dei minuti rappresentano processi di recupero localmente limitati e puramente funzionali, mentre quelle con durate periodiche di diverse ore (periodi ultradiani) sono già processi compensativi coordinati dal sistema vegetativo (switchover vegetativo globale). Le reazioni di difesa immunologica, i processi di guarigione delle ferite, gli adattamenti funzionali, le reazioni di crescita compensatoria dopo la perdita di tessuto e altri processi di autoguarigione sono più frequentemente strutturati da un *periodo di reazione circaseptano* (👁 **18**), che dà alle malattie infettive con una buona tendenza all'autoguarigione, per esempio, una caratteristica struttura di decorso. Ma anche le psicosi possono mostrare una struttura di corso circaseptano. Inoltre, i periodi di 14 e 21 giorni si verificano frequentemente.

👁 **18:** Esempi di processo di reazione circaseptano-periodicamente strutturato Corse. Compilazione di risultati dalla letteratura

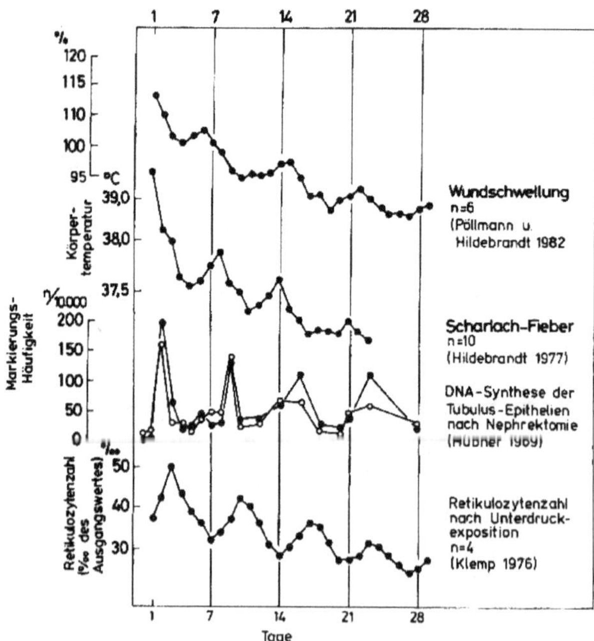

Le malattie croniche e i processi di adattamento associati alle reazioni di crescita mostrano durate ancora più lunghe nel corso del tempo dei processi reattivi (ad esempio, 6 settimane, 3, 4 e 6 mesi), per cui si devono assumere relazioni con il ritmo annuale. Presumibilmente, i periodi di 10 giorni (circadecano) e di 5 giorni (circasemidecano) che sono già stati trovati in vari studi di progressione appartengono anche a questa classe di periodi reattivi (94; 95).

Le reazioni periodiche descritte si verificano di solito anche quando l'attività dei processi di autoguarigione è stimolata da misure terapeutiche, ad esempio nei trattamenti termali, dove la struttura periodica circaseptana è rilevabile solo quando i risultati del trattamento sono buoni (154).

Da questi punti di vista storici, non è un'osservazione da prendere alla leggera che le malattie croniche tipiche dell'uomo civilizzato (cancro, diabete, disturbi cardiovascolari) sembrano tutte correre senza una struttura temporale. Non hanno un esordio brusco e nessuna tendenza all'autoguarigione; mancano di dinamica temporale. C'è da chiedersi se questo sia una conseguenza dell'avanzata emancipazione temporale dell'uomo (133).

3.2. Applicazioni pratiche in cronomedicina

3.2.1 Osservazioni preliminari generali

Nel corso dei cambiamenti ritmici spontanei tra la regolazione delle prestazioni ergotropiche e la regolazione del recupero trofotropico di tutte le funzioni, cambiano i prerequisiti interni per la diagnostica e la terapia. Queste condizioni mutevoli devono quindi essere prese in considerazione nella pratica.

Allo stesso modo, le perturbazioni di questo ordine spontaneo devono essere prevenute e contrastate con misure adeguate.

3.2.2. Problemi cronomedici di diagnostica

Oggi, l'individuazione di cambiamenti strutturali e funzionali patologici si basa essenzialmente sulla deviazione di alcune variabili misurate dal loro intervallo normale statisticamente delimitato. Il fatto che tutti i valori misurati rappresentino solo un'istantanea fasica della loro molteplice partecipazione ai vari processi ritmici comporta quindi notevoli problemi teorici e pratici. La norma non può più essere definita staticamente, ma è essa stessa soggetta a fluttuazioni ritmiche (88).

Il fatto che la medicina pratica è sembrata finora gestire senza tener conto in modo significativo di questi aspetti è dovuto principalmente al fatto che la maggior parte delle misure diagnostiche vengono eseguite al mattino per ovvie ragioni. Tuttavia, in alcuni settori, ad esempio nel controllo della pressione sanguigna, del contenuto di zucchero nel sangue e soprattutto dei livelli ormonali nel siero del sangue, l'esame dei profili dell'intera giornata è già diventato pratica comune. Nella ricerca delle aritmie cardiache, i controlli ECG a lungo termine sono spesso eseguiti includendo le ore notturne.

In particolare per quanto riguarda le fluttuazioni ritmiche diurne, si può prevedere che la crescente automazione delle procedure di esame porterà a una maggiore inclusione di criteri temporali-biologici nella diagnostica (37; 102; 321). Alla luce delle moderne procedure di acquisizione ed elaborazione dei dati, lo sforzo richiesto per la valutazione di interi profili diurni non rappresenta più un ostacolo considerevole per la diagnostica cronobiologica nell'area dei ritmi a onde lunghe. Le affermazioni prognostiche possono ora essere fatte anche dal monitoraggio precoce dei ritmi diurni.

(per esempio la pressione sanguigna nei neonati; 96). Per quanto riguarda il carattere sistemico delle strutture temporali biologiche, sono in aumento i tentativi di utilizzare criteri di coordinazione di frequenza e fase dei ritmi a onde medie e il loro comportamento sotto carichi di prova dosati a fini diagnostici (140; 204; 243).

3.2.3. Compiti cronobiologici in terapia

3.2.3.1 Osservazioni preliminari generali

La considerazione dei risultati cronobiologici nella pratica terapeutica riguarda essenzialmente tre diversi compiti (153):

I cambiamenti ritmici spontanei dell'organismo devono essere presi in considerazione per quanto riguarda il tempo, la durata e la sequenza di tutte le misure, in modo che gli effetti desiderati possano essere ottimizzati attraverso un adattamento sensibile alle rispettive condizioni, e gli effetti indesiderati possano essere minimizzati. Questo compito di **temporizzazione terapeutica** viene già svolto in misura maggiore dalla cosiddetta **cronoterapia** (93; 267; 268; 321).

Mentre la salute è legata a un ordine ritmico intatto delle funzioni vitali, i disturbi di questo ordine nelle malattie sono stati dimostrati in molti modi. La crescente emancipazione dell'uomo dal suo ordine naturale di vita con l'associato accumulo di malattie della civiltà consiste in particolare nella dissoluzione dell'ordine temporale, per esempio attraverso l'irregolarità dello stile di vita, l'uso di sveglie e sonniferi, il lavoro notturno e a turni, i viaggi aerei con bruschi cambiamenti di giorno e di stagione, interventi ormonali nei processi ritmici, ecc. Così il ripristino di un normale ordine temporale delle funzioni vitali diventa il compito terapeutico nel senso di una **terapia a tempo**.

Ci sono transizioni fluide da un tale compito terapeutico di ordine temporale a una prevenzione generale dei disturbi di ordine temporale attraverso la **cronoigiene**, cioè un ordine completo di stile di vita basato sulla cronobiologia che può prevenire disturbi patologici delle strutture temporali organiche (126; 131). Tale cronoigiene può, naturalmente, essere anche una componente di qualsiasi trattamento dei malati, ma al di là di questo deve poter continuare ad avere un effetto come base della vita (educazione sanitaria o formazione).

Le basi per i suddetti compiti di prevenzione e terapia cronobiologica non sono affatto sufficientemente sviluppate in tutti i settori, ma in molte aree sono già disponibili esperienze sperimentali e pratiche che possono essere prese in considerazione e servire come punto di partenza per ulteriori sviluppi.

3.2.3.2 Ordine di tempo terapeutico

Se si assume che tutte le funzioni corporee sono soggette a fluttuazioni ritmiche comuni, ci si deve aspettare che gli effetti delle misure terapeutiche o le reazioni dell'organismo agli stimoli terapeutici varieranno anche in conseguenza delle condizioni iniziali mutevoli nei diversi momenti o fasi dei ritmi.

Questo riguarda soprattutto le variazioni spesso considerevoli di effetto e di efficacia nella prescrizione di **farmaci**; dove esiste una vasta esperienza sperimentale e pratica di cronofarmacologia e tossicologia moderna (205; 267; 268; 321).

Per esempio, per garantire un effetto uniforme durante tutta la giornata, le dosi del farmaco non devono essere date in modo uniforme ("3 volte al giorno"), ma secondo la fluttuazione del loro effetto.

L'industria farmaceutica offre già preparazioni corrispondentemente diverse per il giorno e la notte. Le ampie scoperte della cronofarmacologia non si riferiscono solo alle variazioni specifiche della sensibilità, ma includono anche cambiamenti ritmici nell'assorbimento, nella distribuzione nel corpo e nel tasso di degradazione ed escrezione dei farmaci (205; 321).

Forti differenze diurne nell'effetto sono state dimostrate in esperimenti su animali nel trattamento dei tumori con inibitori della crescita cellulare (citostatici) e con irradiazione di raggi X e radio (206). La resistenza dell'organismo alle tossine e ai danni (per es. alcol e fumo, farmaci con effetti collaterali dannosi, noxae fisiche) è anche soggetta a notevoli fluttuazioni ritmiche diurne, che devono essere prese in considerazione anche nel timing terapeutico (cronotossicologia). Sono stati fatti anche dei tentativi per sfruttare tali fluttuazioni in modo più mirato, cercando di separare temporalmente i massimi di sensibilità dei tessuti malati e di altri tessuti del corpo per mezzo di spostamenti di fase isolati.

In questo contesto, non solo gli effetti limitati nel tempo di una singola misura dipendono dal ritmo diurno, ma anche gli effetti a lungo termine di trattamenti ripetuti alle stesse ore del giorno, ad esempio nel caso di un trattamento circolatorio di esercizio (☛ **63**, pag. 132).

In modo corrispondente, gli effetti delle misure terapeutiche possono anche essere soggetti a notevoli fluttuazioni nei ritmi mestruali e annuali. Questo è di particolare importanza pratica, per esempio, quando si effettuano trattamenti termali in diverse fasi del ciclo mestruale così come in diversi periodi dell'anno (☛ **20**).

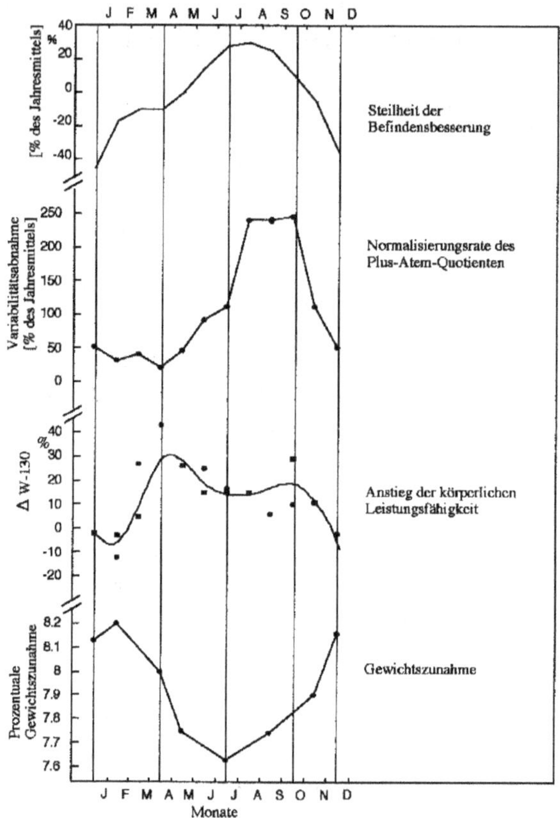

Naturalmente, i complessi cambiamenti vegetativi nel **ritmo mestruale delle** donne richiedono anche un corrispondente ordine temporale terapeutico. Questo vale innanzitutto per la terapia ormonale, che può anche acquisire le qualità di una terapia a tempo attraverso interventi a controllo di fase. Tuttavia, le fluttuazioni dipendenti dalla fase nella sensibilità termica e nella reattività e resilienza vegetativa devono essere prese in considerazione (290).

La considerazione di un ordine temporale terapeutico rispetto alla periodicità della reazione del circaseptano dovrebbe anche acquisire importanza pratica. Studi con diverse distribuzioni di agenti citostatici in animali da esperimento portatori di carcinoma hanno delineato chiari effetti di ottimizzazione (288). Le procedure corrispondenti nel trattamento citostatico e immuno-stimolante dei pazienti con carcinoma hanno portato ad aumenti significativi della periodicità della reazione circaseptana con un aumento dell'ampiezza della temperatura circadiana (333). È degno di nota il fatto che lo sviluppo di ampiezze di risposta al circaseptano nei pazienti termali è un prerequisito del successo favorevole del trattamento (154).

3.2.3.3 Terapia a tempo

Partendo dalla premessa che le malattie sono associate a disturbi del ritmo, il compito di una terapia basata sulla cronobiologia è quello di ripristinare il normale ordine ritmico nell'organismo e il suo ordine ambientale nel senso di una **terapia di ordine temporale.** In particolare nel caso dei disturbi circadiani, sono stati fatti tentativi per migliorare o riordinare la sincronizzazione dei ritmi a onda lunga attraverso l'uso mirato di effetti temporali, ad esempio attraverso la somministrazione differenziata di farmaci, infusioni di farmaci a controllo di fase, l'applicazione di luce ad alta intensità, privazione del sonno notturno e cambiamenti nei ritmi comportamentali, così come attraverso la modellazione di influenze temporali esterne. In questo senso, un rigido programma giornaliero e la regolazione naturale del sonno e della veglia appartengono già alle misure terapeutiche di regolazione del tempo.

Principalmente, l'uso della luce come zeitgeber naturale dominante gioca un ruolo nell'influenzare la fase e la frequenza dei cambiamenti ritmici diurni. Nei pazienti con depressione, l'applicazione di dosi di luce sono ampiamente utilizzate, e cospicuamente non uniformemente con l'esposizione al mattino, quando il massimo diurno della fotosensibilità vegetativa è normalmente superato (123). Non c'è nemmeno un'opinione unanime sull'intensità di luce necessaria (2000-10 000 lux) (39; 197; 209; 342; 343; 340 comunicazione orale).

Nei pazienti con gravi disturbi del ritmo sonno-veglia, è stato recentemente raccomandato che la risincronizzazione tramite la veglia e l'esposizione non dovrebbe essere brusca ma graduale, il che sembra ragionevole dato il tasso noto di sfasamento di solo 1 o 2 ore al giorno (21; 276).

Una domanda praticamente importante è in che misura, a parte l'effetto temporale dell'incidenza della luce sulla retina, altre qualità di stimolo possono esercitare funzioni temporali sul sistema circadiano umano. Da notare la constatazione che molte modalità di stimolo nel ciclo diurno trovano un massimo comune di reattività al mattino (1; 135), che si basa su un massimo di reattività ergotropica generale (129).

Esperimenti su soggetti full-blind che soffrono di notevoli deviazioni della fasatura ritmica diurna con disturbi del sonno (👁 **21a + b**) hanno dimostrato che la regolare somministrazione mattutina di un complesso di "timer sostitutivi" (sveglia immediata, doccia fredda, colazione ricca di proteine, 20 min di lavoro all'ergometro) per 3 settimane porta a un miglioramento significativo della sincronizzazione del ritmo circadiano, che è rimasto in gran parte costante nelle 4 settimane successive (👁 **21c**) ed è stato accompagnato da un miglioramento significativo della qualità del sonno stimato soggettivamente. Questi risultati suggeriscono che la regolazione generale dello stile di vita come parte di una terapia di regolazione del tempo è efficace e necessaria. Anche gli interventi farmacologici dovrebbero essere inclusi in un tale concetto globale.

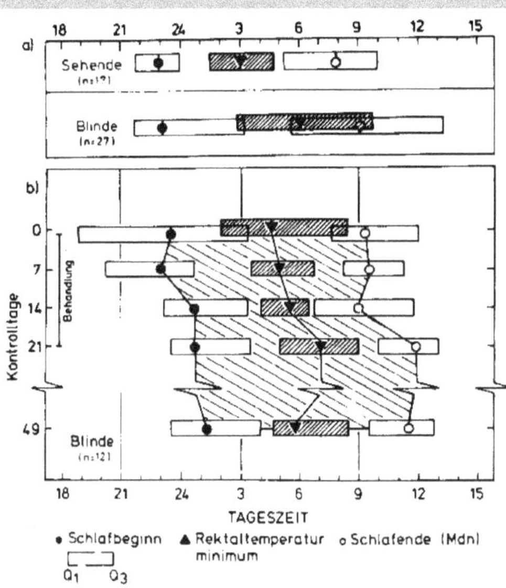

👁 21 a + b: Valori medi e intervalli di dispersione dell'addormentamento e Punti di tempo di risveglio e tempo dei minimi di temperatura rettale notturna in rigorose condizioni di riposo in soggetti vedenti e completamente ciechi prima, durante e quattro settimane dopo un trattamento quotidiano di tre settimane con un regime di timer artificiale (sveglia alle 7:00, doccia fredda, colazione ad alto contenuto proteico e 20 minuti di lavoro al cicloergometro). c: Corso della qualità soggettiva media del sonno (secondo MOOG e Co-arb. 1990).

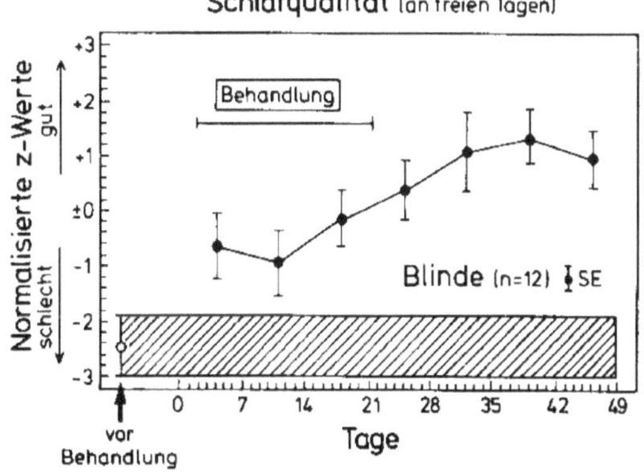

La questione se si possano ottenere effetti preventivi e terapeutici anche attraverso interventi mirati nel controllo ormonale del ritmo di sonno e veglia sembra essere oggi di particolare attualità. L'ormone **melatonina,** prodotto dalla ghiandola pineale, ma anche dalla retina e dalla parete intestinale, viene normalmente rilasciato in circolazione durante le ore notturne e raggiunge tutti i tessuti del corpo come "ormone della notte", mentre durante il giorno l'incidenza della luce sulla retina sopprime quasi completamente la produzione di melatonina attraverso l'attivazione del nucleo soprachiasmatico nel diencefalo (9).

L'apporto artificiale di melatonina migliora generalmente i processi fisiologici di rigenerazione notturna e influenza l'ambiente biochimico dei tessuti (soppressione dei radicali liberi) e il sistema immunitario. Oggi, la melatonina è ampiamente utilizzata come aiuto per il sonno, per ritardare i processi di invecchiamento e in generale per migliorare le funzioni trofotropiche dell'organismo nel senso di un "ormone miracoloso" (25). In Germania e in Austria, a differenza degli Stati Uniti, la melatonina è classificata come un farmaco che richiede un'autorizzazione alla commercializzazione e non è ancora stata approvata. Recentemente, come prova dell'effetto trofotropico, sono stati riportati notevoli aumenti del peso corporeo con l'uso cronico. La critica professionale è diretta in particolare contro gli effetti collaterali dell'intervento nel complesso equilibrio ormonale sensibilmente regolato, che non sono stati sufficientemente studiati fino ad oggi.

Gli effetti positivi di un'assunzione di melatonina strettamente temporizzata sono riportati soprattutto nella promozione della risincronizzazione circadiana dopo salti di fuso orario e nel contesto del lavoro notturno e a turni (7; 8). L'ormone deve essere assunto prima dell'ora desiderata dell'inizio del sonno principale (210).

In contrasto con i tentativi di influenzare la fase dei ritmi ultradiani con metodi di biofeedback (ritmo respiratorio, ritmo della pressione sanguigna, ritmo dei minuti), le possibilità di terapia di ordine temporale nel campo dei ritmi ultradiani autonomi si basano su principi abbastanza diversi. L'esperienza dimostra che le capacità autonomiche di coordinazione di frequenza e fase di questi ritmi sono intensificate da stimoli di disturbo ripetuti, che possono essere sovracompensati in modo adattivo dall'organismo, il che corrisponde ai principi dell'esercizio e dell'allenamento.

☻ **22** mostra, per esempio, l'intensificazione della coordinazione della frequenza dei ritmi cardiaci e respiratori (quoziente polso-respiro) durante vari stress legati alle terme (clima di alta montagna, trattamento termale con CO_2, allenamento con ergometro). I valori medi di gruppo si avvicinano alla norma del quoziente di 4:1, e la variabilità di gruppo diminuisce nel senso di una normalizzazione adattiva (165; 332). Corrispondentemente, un aumento dell'accoppiamento di fase tra i ritmi cardiaci e respiratori è stato trovato anche come risultato dell'effetto di ordinamento temporale dei carichi di stimoli sistematici (262).

La frequenza o la coordinazione di fase tra il ritmo cardiaco e l'oscillazione di risonanza arteriosa (oscillazione fondamentale) (cfr. **91**☻, p. 168) può anche essere influenzata terapeuticamente secondo la stessa modalità. ☻ **23** mostra la convergenza dei valori individuali del quoziente della durata del periodo cardiaco e della durata dell'oscillazione fondamentale arteriosa al normale rapporto intero di 2:1, che corrisponde a un risparmio energetico miocardico di circa il 30% (53). Secondo recenti scoperte, un tale effetto terapeutico a tempo può essere ottenuto anche con i farmaci (198; 303).

22: Andamento medio e dispersione o intervallo di errore del quoziente polso-respiratorio di 15 pazienti durante le cure climatiche in alta (*in alto*), di 20 pazienti durante le cure in bagno di CO2 (*al centro*) e di 32 soggetti durante un allenamento ergometrico di tre settimane (in *basso*) (dopo HILDEBRANDT 1989).

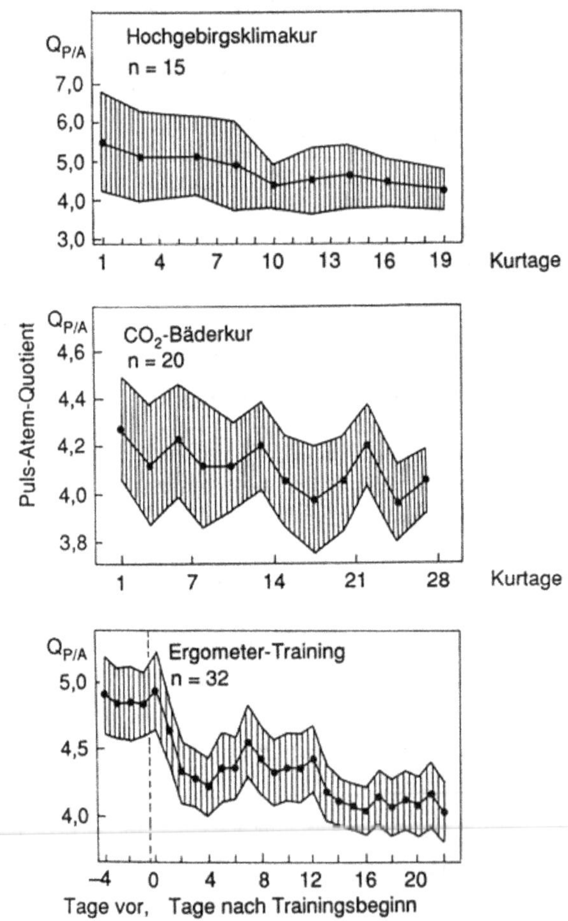

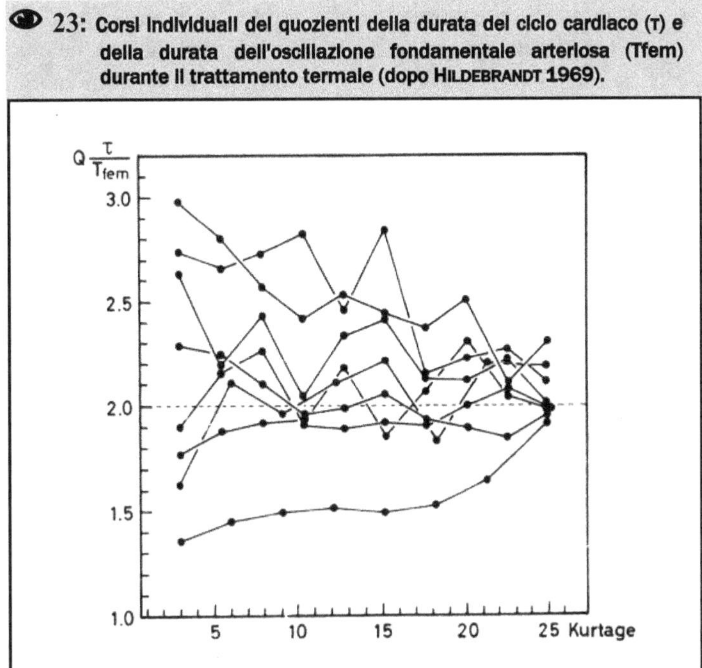

23: Corsi individuali dei quozienti della durata del ciclo cardiaco (τ) e della durata dell'oscillazione fondamentale arteriosa (Tfem) durante il trattamento termale (dopo HILDEBRANDT 1969).

3.2.3.4 Cronoigiene

Le forme civilizzatrici della vita umana sono accompagnate da una progressiva emancipazione dagli ordini naturali del tempo. L'illuminazione artificiale e l'aria condizionata, i bruschi cambiamenti di stagione e di fuso orario, il lavoro notturno, le sveglie e i sonniferi, l'eliminazione ormonale del ritmo mestruale, ecc. sono caratteristiche di questo sviluppo, che - analogamente ai problemi ecologici esterni - solleva la seria domanda fino a che punto l'uomo può anche disturbare le sue basi tempo-biologiche interiori e dissolvere la loro connessione naturale con gli ordini geofisici e cosmici.

Tutti gli insegnamenti sulla salute che si sono sviluppati all'interno e all'esterno della medicina contengono come componente essenziale la richiesta di un modo di vivere ritmico, che include l'alternanza ordinata del lavoro diurno e del sonno notturno, dello sforzo e del riposo, l'osservanza del ritmo settimanale, l'esperienza cosciente del ritmo annuale, l'assunzione ritmica di cibo, etc. (30; 60; 141; 171; 189; etc).

Gli effetti negativi sulla salute nei lavoratori notturni e a turni e negli equipaggi degli aerei, che sono soggetti a continui spostamenti di tempo in modi diversi, sottolineano la necessità di misure **cronoigieniche** (285). Tuttavia, ci sono notevoli differenze interindividuali nella risposta ai cambiamenti nel regime del timer e nella tolleranza ai disturbi della sincronizzazione, che portano a un processo di selezione (cfr. **24☞**) (5;135;234).

Così, i tipi mattutini con fasatura circadiana precoce si dimostrano incapaci di adattamento di fase al lavoro notturno, mentre i tipi serali con fasatura tardiva possono preferire il lavoro notturno (134; 232). Naturalmente, le deviazioni estreme da una fase circadiana media e indifferente sono sempre più rare.

In caso di lavoro notturno inevitabile, si raccomanda una limitazione a turni di notte intervallati, che dovrebbero essere seguiti da pause di riposo di almeno 24-36 ore. Questo evita le reazioni di adattamento circadiano che altrimenti si verificano (☞ **25**), che possono portare allo spostamento di fase, all'appiattimento dell'ampiezza e alla moltiplicazione della frequenza con il pericolo simultaneo di desincronizzazione interna. Allo stesso modo, quando gli equipaggi saltano i fusi orari, una reazione di adattamento dovrebbe essere aggirata tornando al punto di origine il più rapidamente possibile (201). D'altra parte, la risincronizzazione del viaggiatore a una nuova ora locale e il superamento dei disturbi di benessere che ne derivano ("jet lag") è dimostrato da accelerato in modo che quest'ultimo partecipi il più intensamente possibile al nuovo stile di vita fin dall'inizio. Il supporto ormonale della risincronizzazione tramite la **somministrazione di melatonina per l'**inizio del sonno nella posizione di fase desiderata è stato anche praticato recentemente (cfr. pag. 61). Il tempo richiesto per la risincronizzazione - a seconda della direzione dello spostamento temporale - è dato come 60-120 minuti di spostamento temporale/giorno. Nel caso di un lavoro notturno più lungo, la risincronizzazione può richiedere 1-3 settimane. Nel caso dei tipi mattutini, mancano i presupposti per una tale regolazione, dato che solo una parte dei possibili timer viene cambiata.

24: *In alto*: distribuzione di frequenza delle domande poste in un test a quattro domande sulla valutazione dei punteggi medi di fasatura circadiana ottenuti da 129 infermieri di un ospedale. *In basso*: Valutazioni della tolleranza al turno di notte nello stesso collettivo in funzione del tipo di fase circadiana (secondo i dati di PÖLLMANN, da HILDEBRANDT e collaboratori 1987).

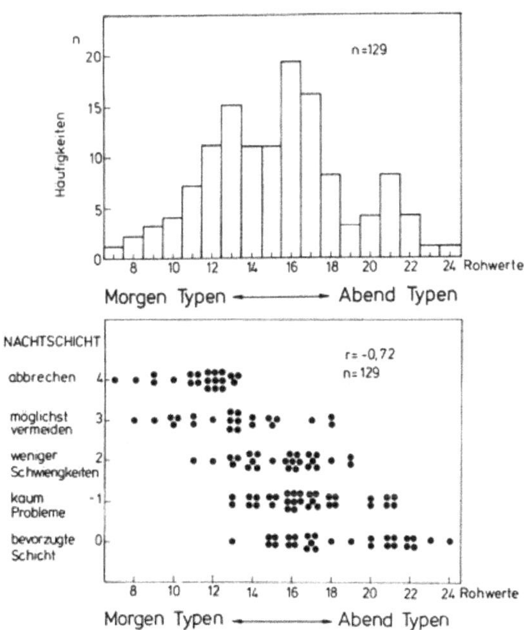

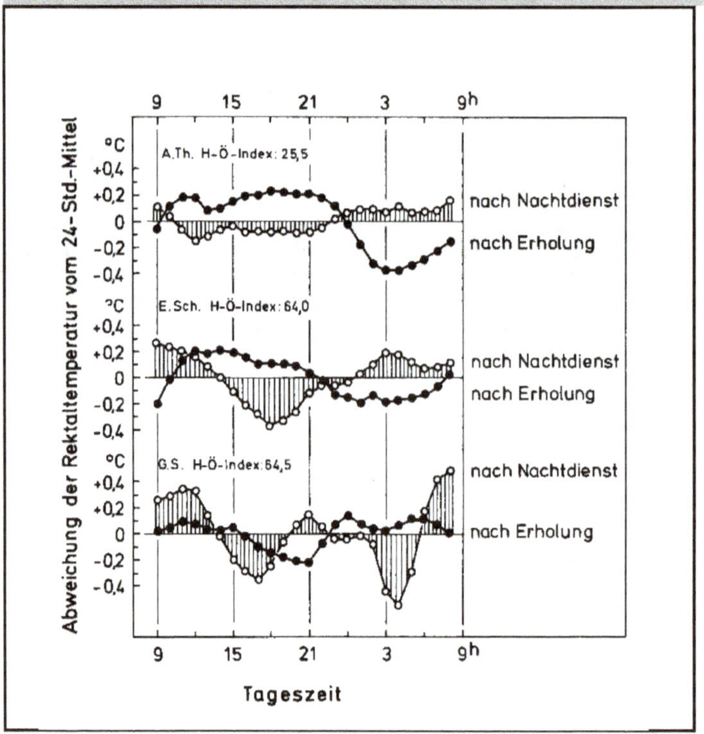

25: Tre esempi del cambiamento del ritmo diurno della temperatura corporea dovuto a un periodo più lungo di lavoro notturno, rispetto al ritmo diurno dopo un periodo di recupero più lungo con uno stile di vita normale. *In alto*: grave appiattimento del ritmo diurno. *Media*: spostamento di fase. *In basso*: Moltiplicazione della frequenza alla periodicità di 12 ore (secondo HILDEBRANDT e collaboratori 1977).

Anche se l'introduzione dell'orario di lavoro flessibile accomoda queste differenze di tolleranza costituzionalmente ancorate, bisogna tener presente che questi tipi sono deviazioni da una norma media che, all'estremo, possono acquisire un significato patologico.

- La cronodiagnostica, cioè la determinazione delle malattie secondo criteri cronobiologici, è una branca della cronobiologia che sta diventando sempre più importante. Sono anche possibili affermazioni prognostiche, per esempio nel caso dell'ipertensione, sulla base dei profili del ritmo diurno della pressione sanguigna.

- Il fatto che le malattie croniche tipiche dell'uomo civilizzato (diabete, cancro, reumatismi, disturbi cardiovascolari) procedono senza la struttura temporale delle malattie acute è una scoperta importante della cronobiologia per la comprensione più profonda di queste malattie.

- La cronoterapia tenta di applicare terapeuticamente la conoscenza del normale ordine temporale umano: Da un lato, questo può essere fatto somministrando i farmaci nel momento del loro effetto più favorevole o, dall'altro, nel senso di una terapia a tempo, nel corso della quale, per esempio, i pazienti sono addestrati a organizzare la loro routine quotidiana in modo sensato.

- La cronobiologia applicata ha fornito importanti scoperte nel campo del lavoro notturno e a turni: ha evidenziato i pericoli di questo modo di lavorare "a macchina". Laddove tali forme di lavoro sono inevitabili, ha sviluppato delle linee guida che permettono di organizzare i turni di lavoro in modo compatibile con gli esseri umani.

- Problemi simili a quelli del lavoro a turni si verificano nel campo dei viaggi aerei. Lì, la cronobiologia applicata aiuta a mantenere il "jet lag" il più basso possibile.

4. Metodi di esame cronobiologico e cronomedico

I risultati cronobiologici possono essere ottenuti anche con mezzi semplici. Tuttavia, un importante prerequisito è un ambiente indisturbato, il rispetto preciso dei tempi di misurazione e l'uniformità della procedura di misurazione. Per le misurazioni circadiane, i soggetti di prova trascorrono le 24 ore del giorno in condizioni il più possibile uniformi in una stanza adatta e a temperatura costante. L'attività e l'assunzione di cibo ("dieta ritmica") dei soggetti del test sono rigorosamente specificati.

4.1. Osservazioni preliminari generali

4.1.1 Parametri per la descrizione dei ritmi biologici

Gli strumenti metodologici per descrivere e valutare i processi ritmici si basano sulle procedure abituali della fisica delle oscillazioni. Sono registrati (☞26):

- Il **periodo** (τ, lunghezza d'onda), misurato come intervallo di tempo tra due punti di fase corrispondenti,
- la **frequenza** come il reciproco del periodo,
- l'**ampiezza del** processo oscillatorio, per cui in fisica si usa di solito la semiampiezza (differenza tra l'equazione di oscillazione e il massimo della deflessione), e in cronobiologia si usa spesso la differenza tra il massimo e il minimo (doppia ampiezza),
- la **posizione di fase dell'**oscillazione in relazione al tempo esterno, o a sistemi di riferimento temporale appositamente selezionati (ad esempio, il minimo giornaliero della temperatura corporea),
- il **valore uguale** (valore medio, mesor) dell'oscillazione e
- l'**acrofase**, la posizione temporale del massimo calcolato nel quadro di riferimento (93).

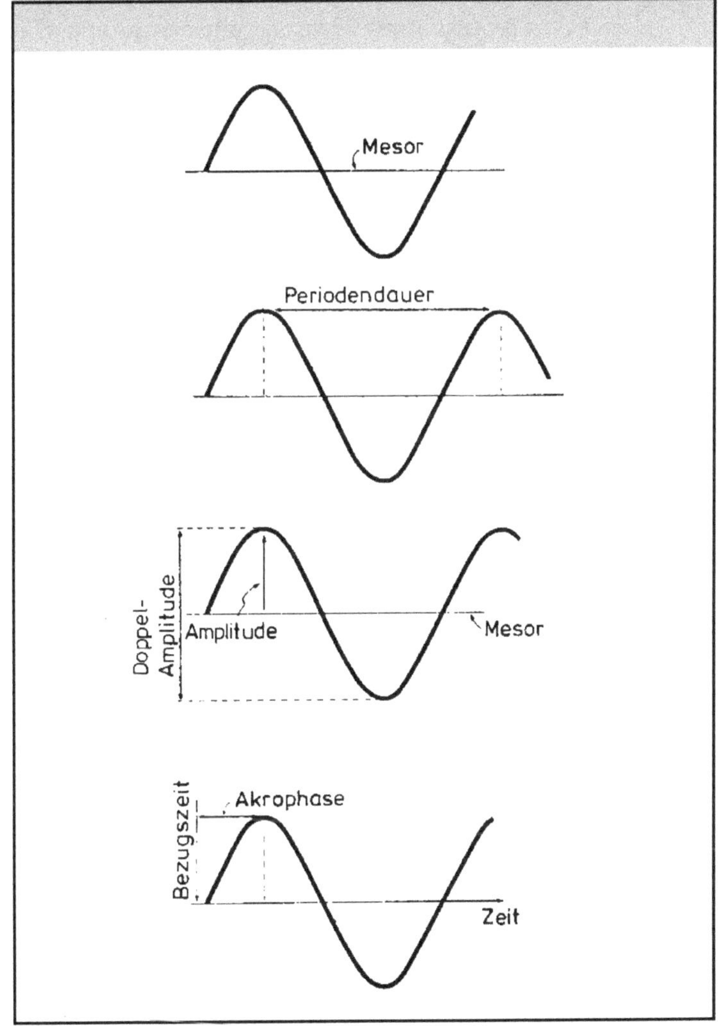

26: Definizione delle caratteristiche dei ritmi secondo HALBERG e Mit-arbeiter (1986). Mesor: Valore di oscillazione equivalente, livello medio di oscillazione dopo l'adattamento di una funzione ritmica nella condizione di punti di misurazione equidistanti. Periodo (τ): periodo di oscillazione di un ciclo completo. Misurato in tempo assoluto o come 360°. Ampiezza: metà della differenza tra il massimo e il minimo dell'oscillazione (doppia amplezza) dopo l'adattamento a una funzione ritmica. Acrofase: la fase del massimo misurato o calcolato della funzione ritmica rispetto al tempo di riferimento.

Inoltre, ci sono parametri speciali come il "fattore di forma" o l'asimmetria di una sequenza di oscillazione, per cui si distingue più frequentemente tra progressioni sinusoidali (oscillazione a pendolo) e impulsive (oscillazione basculante) (☞ **3.**, p. 18).

Di particolare importanza per la valutazione della coordinazione di diversi processi ritmici è una descrizione quantitativa delle relazioni di fase tra i ritmi coinvolti, per cui si fa una distinzione tra coordinazione assoluta e relativa (167) secondo il grado di preferenza per certi modelli temporali di interazione.
La certezza nel valutare se una serie temporale di punti di misurazione è un ritmo dipende principalmente dal numero di punti di misurazione all'interno di un periodo e dalla relazione tra la durata del periodo e la lunghezza della serie temporale disponibile. Inoltre, la dispersione metodica e l'influenza dei parametri di misurazione da parte di influenze di disturbo (il cosiddetto "mascheramento") giocano un ruolo essenziale (93; 233; 260; 181, cfr. ☞ 3, p. 18).

4.1.2. Prerequisiti e metodologia delle serie di misurazioni cronobiologiche

La portata e il significato dei fenomeni cronobiologici possono essere dimostrati in modo impressionante da semplici serie di misurazioni dei parametri più diversi. I cambiamenti ritmici spontanei dell'organismo diventano tanto più evidenti quanto meno i disturbi a cui l'organismo reagisce possono influenzare la serie di osservazioni. Le deviazioni delle funzioni causate reattivamente, che si sovrappongono e mascherano l'andamento ritmico spontaneo delle funzioni, sono chiamate effetti di mascheramento (10; 15; 344). Sono stati fatti vari tentativi per determinare computazionalmente l'andamento spontaneo indisturbato delle funzioni dalle curve distorte con il mascheramento mediante la registrazione concomitante del comportamento e delle perturbazioni e la loro valutazione quantitativa (38; 224; 255; 226).

Tuttavia, è più sicuro mantenere bassi i disturbi di mascheramento con un continuo riposo a letto e un'assunzione uniforme di cibo e liquidi (la cosiddetta dieta del ritmo; 216) (i cosiddetti giorni di controllo; cfr. 235).

Le condizioni descritte rendono chiaro che le indagini cronobiologiche per la rappresentazione dei processi ritmici spontanei pongono grandi esigenze ai soggetti e agli investigatori, soprattutto per quanto riguarda la disciplina comportamentale e l'uniformità dei modi. Naturalmente, i requisiti per le condizioni di esame costanti si applicano anche agli ausili tecnici (ad esempio la costanza di calibrazione).

I requisiti aumentano naturalmente con il tempo di osservazione e la durata dell'esame. Questi a loro volta dipendono dalla durata del periodo del ritmo da rappresentare. Gli esami di 24 ore per la rappresentazione dei ritmi diurni sono già tra gli esami più difficili da eseguire.

In particolare, a causa delle richieste del ricercatore, si dovrebbe considerare in che misura l'esecuzione di 24 ore e di serie di osservazioni più lunghe può essere facilitata dalla partecipazione di più ricercatori. Qui, bisogna fare attenzione a garantire che le date di misurazione per ogni sperimentatore partecipante siano distribuite uniformemente in modo che non possano sorgere asimmetrie dipendenti dall'individuo. In ogni caso, è meglio che gli esaminatori rimangano gli stessi durante tutto il periodo di osservazione. I dispositivi di misurazione automatica facilitano la raccolta continua dei dati, ma sono disponibili solo per alcuni parametri. Dall'ampio spettro di ritmi biologici, i più importanti possono essere dimostrati in esercizi pratici o sperimentati in autosperimentazione con uno sforzo ragionevole.

Dalla gamma delle onde medie, il ritmo cardiaco e il ritmo respiratorio e i loro fenomeni di coordinazione sono particolarmente adatti come oggetto di esami separati. L'osservazione del ritmo cardiaco fa parte di ogni esame medico, anche il ritmo respiratorio offre importanti intuizioni sullo stato del corpo. La correlazione di entrambi i ritmi in termini di frequenza e coazione di fase (phase coupling) rappresenta un approccio importante per la valutazione della regolazione autonomica (243).

Un ampio campo di studio diretto è offerto anche dall'osservazione dei ritmi motori (ritmo dell'andatura, ritmi di lavoro come mescolare, battere, ecc.) e la loro coordinazione con altre funzioni ritmiche. Per esempio, le relazioni di fase tra il ritmo cardiaco o il ritmo respiratorio e i ritmi motori sono interessanti (262).

BRAC-ciclo

Tra i processi ritmici con durate periodiche nell'ordine delle ore, il cambiamento ritmico di lato della respirazione nasale è direttamente accessibile all'osservazione come fenomeno legato alla circolazione. L'indagine del ritmo di attività basale (ciclo BRAC) richiede l'applicazione di misure continue o densamente ripetute di parametri dipendenti dalla vigilanza. Le fluttuazioni cicliche della prontezza di sonno possono anche essere rappresentate con metodi semplici.

Già per la sua particolare importanza pratica, l'esame del **ritmo diurno** (ritmo circadiano) dovrebbe essere al centro delle indagini cronobiologiche e mediche. La complessità di questo ritmo permette una selezione quasi illimitata dei parametri di misurazione. Per la comprensione delle relazioni funzionali, l'osservazione del comportamento reciproco delle varie sottofunzioni nel ciclo diurno è particolarmente istruttivo.

L'uso di parametri ritmici permette ulteriori approfondimenti sulla struttura gerarchica dell'organizzazione temporale degli esseri umani. Come parametro principale, la temperatura corporea centrale dovrebbe essere sempre seguita, almeno come temperatura sublinguale, a causa della sua particolare stabilità. Le indagini ritmiche quotidiane offrono anche la possibilità di affrontare le interazioni tra la ritmicità spontanea e le influenze reattive nel senso di effetti di mascheramento.

Per gli **esperimenti di gruppo sul ritmo diurno,** i soggetti del test trascorrono una giornata di 24 ore in condizioni il più possibile uniformi in una zona della stanza opportunamente tranquilla e con una temperatura il più possibile costante. Un letto o un comodo letto a materasso con coperte e cuscino per la testa deve essere fornito per ogni soggetto. L'attività dei soggetti del test è strettamente prescritta. Devono rimanere a riposo e possono alzarsi solo per le attività necessarie subito dopo la misurazione. Questo assicura che la prossima data di misurazione sia soggetta al minor disturbo possibile. L'assunzione di cibo è sotto forma di porzioni uguali misurate di cibo a basso contenuto proteico, che vengono servite e consumate a intervalli uguali, compresa una fornitura dosata di liquidi sotto forma di bevande neutre ("dieta ritmica").

Il numero e il tipo di parametri di misurazione dipendono dalla disponibilità degli strumenti di misurazione, ma sono strettamente limitati dal tempo disponibile: un periodo minimo di riposo senza misurazione di 30-40 minuti prima di ogni data di misurazione dovrebbe essere osservato ad ogni costo. Di conseguenza, la serie di esperimenti eseguiti nelle nostre pratiche studentesche ha potuto prendere in considerazione solo un numero limitato di parametri di misurazione in ogni caso.

La durata dell'esperimento dovrebbe essere più di 24 ore in totale per eliminare i dati delle prime date di misurazione come campione di familiarizzazione e organizzazione e anche per poter valutare le influenze di tendenza. Un periodo di indagine dalle 15 alle 15 del giorno successivo si è dimostrato efficace con due esami campione precedenti. Questo contribuisce anche all'uniformità dello stato dei fluidi e del metabolismo.

Il numero di esaminatori necessari dipende dal numero di soggetti di prova e dai metodi di misurazione e anche, in particolare, dall'entità della possibile partecipazione dei soggetti di prova alle misurazioni. L'esecuzione delle misure deve essere accuratamente provata se i soggetti del test sono coinvolti.

I risultati delle misurazioni sono inseriti in fogli di registrazione individuali opportunamente preparati. A questo scopo, deve essere fornito il numero necessario di materiale per scrivere e, se necessario, di cronometri.

Nel campo dei ritmi **infradiani a** lunghezza d'onda più lunga, è possibile da un lato visualizzare le strutture ritmiche sulla base di dati statistici esistenti (ad esempio statistiche ospedaliere, statistiche pubbliche). D'altra parte, le proprie serie temporali possono essere create con parametri adeguati, ma bisogna fare attenzione che i tempi di misurazione siano scelti con sufficiente frequenza e nel modo più equidistante possibile rispetto alla durata del periodo previsto del ritmo. Per le misurazioni ritmiche annuali, gli intervalli di 1 mese possono essere sufficienti per gli uomini, per esempio. Il ritmo mestruale può anche essere rappresentato per mezzo di dati autometrici di sufficiente densità di misurazione, dove il controllo della temperatura corporea basale serve come valore di riferimento.

La dimostrazione di **periodi reattivi** (periodicità circaseptana, ecc.) presuppone l'avvio definito di risposte adattative (per esempio, cambiamento di luogo e di clima, cambiamento di agenda temporale) (cfr. p. 172*f*). Infine, la dimostrazione di strutture ritmiche morfologicamente fisse (per esempio gli anelli annuali degli alberi, le strutture stratificate in vari esseri viventi, ecc.) può anche illustrare il flusso articolato del tempo biologico (cfr. ☛ **56**, p. 124).

4.2. Metodi di misurazione selezionati per l'osservazione cronobiologica nell'uomo

4.2.1. Parametri fisiologici

Determinazione della fase circadiana (tipo di fase):
Oltre alla possibilità di determinare oggettivamente la fasatura circadiana individuale dal ciclo diurno della temperatura corporea e da altri parametri, si possono usare metodi di questionari appropriati (per esempio, 3; 4; 169; 175; 185; 230; 231; 233; 234; 237; 246; 338), che devono essere presentati solo una volta. Separare il materiale totale secondo i tipi di fasi circadiane porta, per esempio, a una riduzione della variabilità interindividuale dei cicli diurni, ma ha anche un significato predittivo della risposta.

Temperatura corporea da sdraiati:
Ogni appuntamento di misurazione dovrebbe iniziare con la determinazione della temperatura corporea, che può essere misurata anche sublingualmente con un termometro (elettronico) (almeno 0,1°C di precisione) con il tempo di misurazione più breve possibile.
Come per altri parametri che sono suscettibili di interferenze, non è permesso parlare durante il tempo di misurazione, ma altre misurazioni, ad esempio la frequenza del polso e la frequenza respiratoria così come la pressione sanguigna mentre si è sdraiati, possono essere prese durante il tempo di misurazione.

Frequenza respiratoria da sdraiati:
Lo sperimentatore o, nel caso di test di gruppo, il soggetto che si alterna osserva i movimenti respiratori spontanei del soggetto e conta la loro frequenza su 60 secondi usando un cronometro. È facile stimare la frequenza a 0,1 respiri al minuto.

Frequenza del polso da sdraiati:
La frequenza del polso è determinata palpatoriamente tramite automisurazione o tramite misurazione esterna mantenendo la posizione di riposo il più possibile per 30 o 60 secondi. Se possibile, il valore dovrebbe essere stimato con un decimale.

Quoziente polso-respiratorio supino:
Il quoziente della frequenza del polso e della frequenza respiratoria risulta dalle misurazioni individuali precedenti, ma può anche essere misurato direttamente, se necessario, dall'esaminatore che determina il numero di battiti del polso durante dieci respiri e divide per dieci. La misurazione è facilitata dall'esaminatore che osserva il ritmo respiratorio del soggetto con il campo visivo periferico e la respirazione.

Misurazione della pressione sanguigna da sdraiati:
La misurazione della pressione sanguigna può essere eseguita in modo autometrico secondo Riva-Rocci-Korotkov o in modo oscillometrico, ma meglio alternativamente o da esaminatori non coinvolti. Quando si rilascia la pressione del bracciale, ci dovrebbero essere circa tre battiti del polso per ogni dieci millimetri di perdita di pressione. L'uso di tecniche automatizzate di misurazione della pressione sanguigna può essere vantaggioso, se del caso.

Frequenza respiratoria, frequenza del polso, quoziente respiratorio del polso e misurazione della pressione sanguigna in piedi:
Le misurazioni in posizione eretta dovrebbero essere iniziate solo con una latenza di un minuto dopo che il soggetto si è alzato attivamente, mantenendo costante la sequenza. Per le misurazioni del quoziente polso-respiratorio in posizione eretta, si raccomanda il metodo simultaneo indicato sopra, se necessario. Per un esame più approfondito della dinamica della pressione sanguigna dopo essersi alzati, si possono usare anche misurazioni multiple a intervalli di tempo fissi o metodi di registrazione continua.

Misurazioni della temperatura della pelle:
Quando si esamina la temperatura della pelle, si raccomanda di misurare almeno una temperatura centrale (ad esempio la pelle della fronte) e una acrale (ad esempio la punta del dito medio) per rappresentare la "tensione attuale" della termoregolazione. Sono necessari dispositivi di misurazione termoelettrici o elettronici con un breve tempo di risposta. La registrazione della temperatura media della pelle con più di due punti di misurazione è probabilmente troppo costosa per le serie temporali con una sequenza di misurazione sufficientemente densa.

Capacità vitale:
La capacità vitale (volume espiratorio massimo) viene misurata in posizione eretta utilizzando uno spirometro o uno spirografo adatto, possibilmente in determinazioni duplicate.

Portata massima espiratoria (valore del pneumometro):
La determinazione del "flusso di picco" è più facile da fare con un pneumometro durante il respiro espiratorio. Naturalmente, può essere utilizzato qualsiasi altro metodo spirometrico o spirografico, per cui è possibile anche un frazionamento temporale (ad esempio FEV 0,5 sec.).

Misurazioni dell'escrezione urinaria:
La cooperazione individuale delle persone sottoposte al test è assolutamente necessaria per la misurazione dell'escrezione di urina. Ogni persona sottoposta al test riceve il proprio recipiente di raccolta. Deve essere garantita una possibilità indisturbata e discreta di urinare. Ulteriori porzioni di urina tra le date di misurazione devono essere aggiunte al recipiente di raccolta. L'ora esatta della minzione programmata deve essere registrata.

I parametri urinari più comuni sono:
- **Volume delle urine** (cilindro di misura)
- **Peso specifico dell'**urina (fuso a immersione)
- **Altri parametri delle urine,** ad esempio il contenuto di elettroliti, il contenuto di acido urico, il contenuto di melatonina, il contenuto di prolattina, il contenuto di cortisolo, le catecolamine sono determinati successivamente da campioni di urina congelati. Le bottiglie dei campioni e i dispositivi di raffreddamento devono essere tenuti pronti per questo scopo.

Secrezione salivare:
La secrezione salivare è misurata tramite l'aspirazione di un cuscinetto di raccolta alla papilla del dotto escretore della ghiandola parotidea, in condizioni spontanee e/o sotto la stimolazione della gomma da masticare. Recentemente, la determinazione dei livelli ormonali nella saliva ha acquisito importanza pratica (318).

Secrezione lacrimale (test di Schirmer):
Per la determinazione quantitativa della secrezione lacrimale, la distanza di diffusione del liquido lacrimale viene misurata in strisce di carta assorbente che vengono poste nel sacco congiuntivale per un certo tempo (23).

Respirazione nasale laterale:
Per misurare la lateralità della respirazione nasale, uno specchio manuale pre-raffreddato (in frigorifero) o una piastra nera di plexiglas (nasimetro; 77) viene tenuto sotto il naso del soggetto che espira forzatamente attraverso il naso, e l'estensione e la durata delle aree di precipitazione bilaterale sono determinate semiquantitativamente in cinque fasi.

Dimensioni del corpo:
Per mostrare le variazioni dell'altezza del corpo, essa viene determinata con un'approssimazione di 0,1 cm ad ogni data di

misurazione mentre il paziente è in piedi, utilizzando un'asta di misurazione adatta.

Peso corporeo:
Nel caso di determinazioni ripetute del peso corporeo, bisogna fare attenzione che l'abbigliamento sia sempre coerente e che ci sia una relazione temporale costante o definita con la minzione, la defecazione e l'assunzione di cibo. Si usa una bilancia decimale calibrata o una bilancia elettronica di alta qualità.

Prelievo di sangue capillare:
Per la determinazione dell'ematocrito, della densità del sangue, della densità del plasma e del contenuto di emoglobina, nonché per il conteggio delle cellule del sangue, i campioni di sangue capillare con la stessa profondità di puntura dal lobo dell'orecchio o dalla punta delle dita devono essere prelevati in una sequenza sistematicamente alternata.

Massima potenza muscolare:
La determinazione delle forze muscolari massime viene effettuata più semplicemente come misurazioni della forza di presa bilaterale con un dinamometro a mano, per cui sono necessarie più misurazioni.

4.2.2. Misure psicofisiologiche

Test di coordinazione mano-occhio (destrezza della mano):
Questo scopo è servito, per esempio, dal test standardizzato della dominanza delle mani (309) in posizione seduta. Qui, la lunghezza della distanza coperta in un labirinto con la matita è misurata per entrambe le mani (☻ 27).

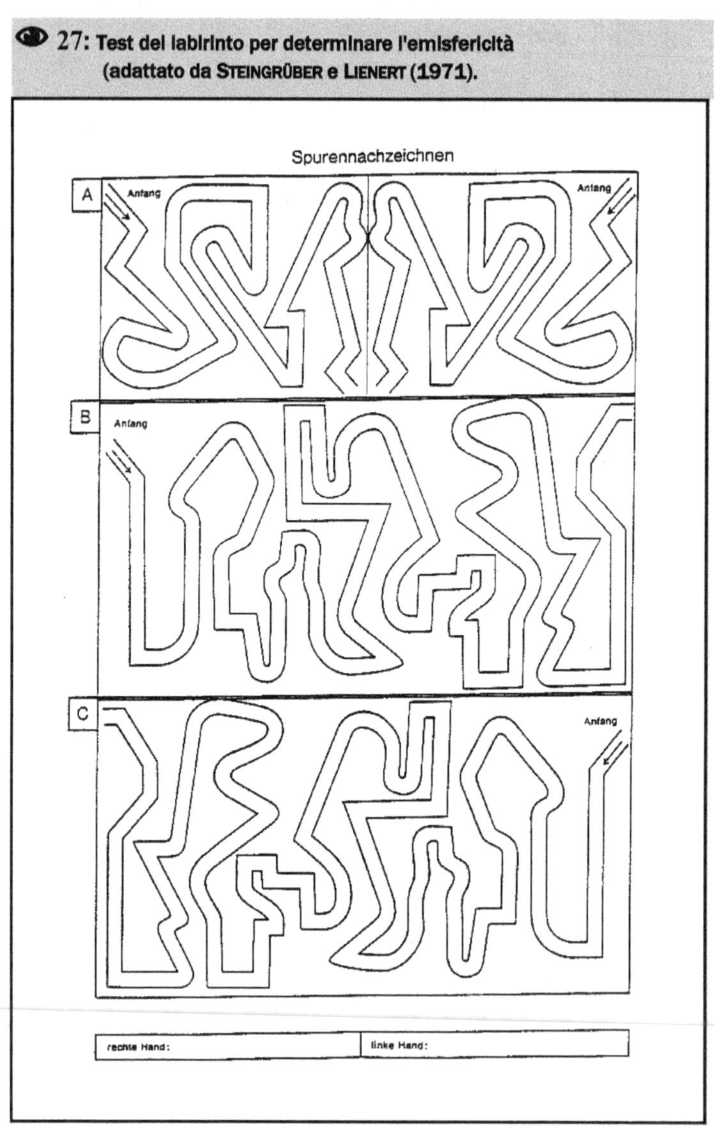
27: Test del labirinto per determinare l'emisfericità
(adattato da STEINGRÜBER e LIENERT (1971).
Spurennachzeichnen
A
Anfang
Anfang
B
Anfang
C
Anfang
rechte Hand:
linke Hand:

Conteggio delle dita:

Il soggetto tiene il cronometro nella mano sinistra e solleva la mano destra con il gomito piegato e l'avambraccio verticale in modo che le dita siano ben in vista. Con il cronometro avviato, il soggetto comincia a toccare l'indice destro (1) con il pollice destro, poi, il più rapidamente possibile, il medio (2), l'anulare (3), e il mignolo (4), e indietro per più passaggi fino a raggiungere 25 tocchi. Il tempo richiesto si ferma. Questo test controlla principalmente la coordinazione occhio-mano.

Test di concentrazione e attenzione:

A questo scopo, per esempio, si può usare la procedura del test psicologico standardizzato d2 (2a). Una o più linee di prova dal foglio di prova originale sono presentate al collaudatore seduto ad ogni sessione di misurazione (durata della prova per linea 15 s) e si misura il numero di errori e di caratteri di prova riconosciuti correttamente. Il tempo di lavoro conciso viene controllato con il cronometro. Questa procedura ha un alto effetto di apprendimento e deve essere praticata di conseguenza prima dell'inizio del test.

Tempo di risposta:

La forma più semplice di misurazione del tempo di reazione è il cosiddetto test di caduta del righello. L'esaminatore tiene un righello lungo 40 cm verticalmente nella sua mano in modo che la persona in esame racchiuda il righello con l'indice e il pollice aperti all'altezza del segno 0. Se l'esaminatore lascia cadere il righello verticalmente senza preavviso, il soggetto ha il compito di fermare la caduta il più rapidamente possibile afferrandolo. Il "tempo di reazione" (t) si legge sulla scala del righello come distanza [1] e può essere calcolato tenendo conto del tempo di caduta [2].

$$\text{le leggi possono essere specificate come tempo } t = \sqrt{\frac{2\,l\,[m]}{9{,}81\,[m/sec]}}\ \text{sec}$$

Sono necessarie diverse ripetizioni.

Naturalmente, qualsiasi tipo di tecnica più elaborata può essere utilizzata per la misurazione del tempo di reazione.

Sensibilità agli stimoli termici:
La sensibilità agli stimoli freddi può essere determinata dalla reazione della pressione sanguigna al raffreddamento definito della mano in un bagno d'acqua (4 gradi C; 1 min) o dal tempo di riscaldamento acrale dopo un bagno freddo della mano (15 gradi C; 5 min) o dopo stimoli di raffreddamento su altre parti del corpo (per esempio l'irrigazione superiore secondo Kneipp). La sensibilità allo stimolo caldo può essere misurata ad esempio alla soglia di sudorazione della pelle della fronte con un misuratore di umidità.

Reazione al fumo di sigaretta:
A questo scopo, l'escursione della frequenza del polso o i cambiamenti della resistenza cutanea possono essere determinati dopo aver fumato in modo definito (ad esempio, 20 boccate di polmone a intervalli di 30 s). Anche i parametri della chimica urinaria (per esempio il cortisolo) mostrano variazioni di risposta (22).

Sensibilità al dolore:
Quando si misura la sensibilità al dolore o Schmerschwellen, bisogna distinguere se si deve applicare la determinazione della qualità del dolore epicritica o protopatica.

Per misurare la sensibilità al dolore **epicritico, si** determina la sensibilità al dolore trafittivo della pelle, ad esempio sul polpastrello, utilizzando uno strumento calibrato di bilancia a molla.

La persona che esegue il test preme sulla punta della penna (👁 **28**) della bilancia a molla fino a quando si verifica una sensazione di dolore, e la forza sviluppata viene letta. La determinazione deve essere effettuata più volte a causa della distribuzione dei punti di dolore.

La sensibilità al dolore protopatica può essere misurata come la durata dello stimolo freddo di uno stimolo freddo estremo definito su un dente anteriore sano del soggetto. A questo scopo, una pallina di cotone di sezione costante, che è stata raffreddata a -32°C con un refrigerante, viene premuta sulla superficie del dente anteriore con lo scatto di un cronometro. Il soggetto ferma il tempo fino alla prima comparsa del dolore freddo (per maggiori dettagli sulla metodologia, vedi 254).

☻ 28: Dispositivo per determinare la sensibilità al dolore sul dito punta, che consiste in un piercing all'uovo attaccato ad una scala di lettere. La persona che fa il test preme sull'apertura del piercer dell'uovo con il polpastrello fino a quando si verifica una (leggera) sensazione di dolore. Il valore di peso raggiunto viene letto sulla bilancia delle lettere. Tra diversi soggetti di prova, la punta del piercer all'uovo viene accuratamente disinfettata.

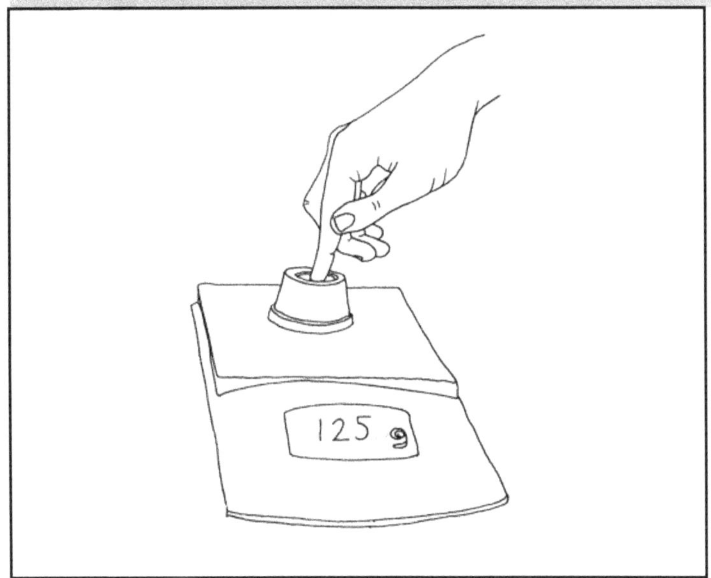

4.2.3. Valutazione della timofisi

I seguenti parametri sono registrati con questionari appropriati, che sono presentati di nuovo ai soggetti ad ogni data di misurazione. Le scale predefinite non dovrebbero solo minimizzare il tempo richiesto, ma anche tenere conto del fatto che i soggetti possono avere difficoltà a leggere modelli troppo piccoli, ad esempio se la loro vigilanza è ridotta a causa del ritmo diurno.

Umore:
L'umore è misurato dall'intervistato su una scala analogica o digitale con, ad esempio, sette livelli tra "depresso, depressivo" e "molto attivo, energico".

Volontà di esecuzione:
Anche la volontà di esecuzione (vigore) è valutata su una scala predefinita, tra i poli estremi di "inattivo, flaccido" e "molto attivo, pieno di energia".

Vigilanza (Attivazione):
La misurazione è un'autovalutazione basata su una subscala della scala breve dell'umore/attivazione (KUSTA) (337). La scala va da "stanco, spento, privo di energia, pigro" a "fresco, sveglio, attivo, desideroso di lavorare".

Tensione-rilassamento (agitazione, inquietudine interiore):
La registrazione di questo parametro si basa anche su una sottoscala della scala breve umore/attivazione (KUSTA) (337). La scala va da "interiormente inquieto, nervoso, agitato, irritabile" a "calmo, rilassato, equilibrato, sereno".

Nervosismo:
Il grado di nervosismo può essere misurato, per esempio, su una scala (in dieci parti) che va da "per niente nervoso" a "estremamente nervoso".

Stima del tempo:
Il soggetto avvia un cronometro e, dato un minuto (30 o 10 sec.) da produrre, conta in silenzio nel modo più uniforme possibile fino a 60 (30, 10). Il tempo trascorso viene misurato con il cronometro.

Test della memoria a breve termine:
Un test adatto della memoria a breve termine è "l'apprendimento delle parole", come descritto, per esempio, nella corrispondente sottoscala dell'I-S-T 70 (6). Per evitare effetti di pratica, gruppi di parole comparabili dovrebbero essere formulati dallo sperimentatore.

Testare la potenza di calcolo:
Il test di Düker o il test di Pauli (246), per esempio, possono essere utilizzati. I test dovrebbero avere il minor effetto di apprendimento o di pratica possibile. In ogni caso, i soggetti devono essere provati fino a raggiungere un livello stabile di performance prima di somministrare il test.

4.3. Valutazione

In ogni caso, i dati ottenuti dovrebbero prima essere visualizzati sotto forma dei cosiddetti cronogrammi, che mostrano l'andamento della serie temporale secondo i valori originali singolarmente o in medie di gruppo. Per una migliore visione d'insieme, i dati possono essere tracciati più volte in successione (cfr. i seguenti esempi di risultati). Il confronto dei cronogrammi di diversi parametri è di grande importanza didattica, perché permette di capire le relazioni funzionali complessive.

Per l'ulteriore elaborazione, si possono applicare i vari metodi di analisi delle serie temporali, ad esempio l'autocorrelazione, la correlazione incrociata, il polygon fitting, i metodi cosinor (93), ecc. che in parte richiedono l'uso di computer (☞**29**).

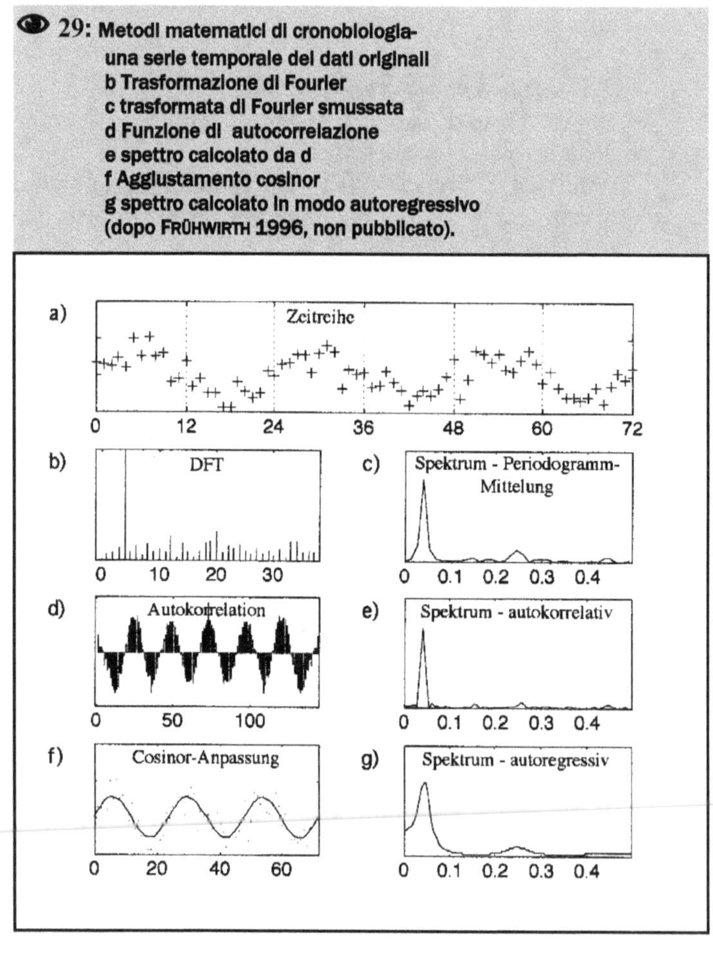

☞ **29: Metodi matematici di cronobiologia-**
una serie temporale dei dati originali
b Trasformazione di Fourier
c trasformata di Fourier smussata
d Funzione di autocorrelazione
e spettro calcolato da d
f Aggiustamento cosinor
g spettro calcolato in modo autoregressivo
(dopo FRÜHWIRTH 1996, non pubblicato).

Poiché i cambiamenti ritmico-biologici di solito non hanno un andamento sinusoidale, è importante anche la determinazione dei fattori di forma (ad esempio il quoziente di asimmetria) (👁 **3.**, p. 18).

- Un certo numero di procedure di misurazione e di test dai campi della fisiologia e della psicologia si prestano alle osservazioni cronobiologiche degli esseri umani.

- I dati ottenuti devono prima essere presentati sotto forma di cronogrammi, che mostrano l'andamento di una serie temporale sulla base dei valori originali.

- Gli esperimenti quotidiani ritmici di gruppo permettono una media dell'andamento dei parametri di misurazione. Si utilizzano procedure speciali per garantire statisticamente i risultati ottenuti.

- Per un'ulteriore elaborazione, si possono usare metodi noti di analisi delle serie temporali.

5. Risultati di studi cronobiologici nell'uomo

I ritmi a onda lunga (ritmi settimanali, ritmi mensili, ritmi annuali) possono anche essere esaminati sulla base dei dati esistenti (Ufficio federale di statistica, archivi ospedalieri). I ritmi annuali mostrano un ritardo di fase di 1,5 mesi rispetto all'anno solare o solare. Così, la nostra temperatura corporea e la frequenza cardiaca sono più basse in febbraio e più alte in agosto. Il ritmo mestruale, che negli animali era ancora legato alla luna, è oggi un ritmo ampiamente autonomo che influenza diverse funzioni corporee. Ritmi nella gamma periodica circa-lunare possono essere rilevati anche negli uomini. Il ritmo settimanale appare principalmente come una periodicità reattiva - cioè come una reazione dell'organismo allo stress - e appare, per esempio, come un andamento ritmico della febbre nelle malattie. Non solo nel ritmo quotidiano le funzioni del nostro corpo sono sottoposte a un'alternanza di impostazioni ergotropiche (legate alla performance) e trofotropiche (legate al recupero).

5.1. Ritmi infradiani

5.1.1 Ritmo biologico annuale (ritmo circannuale)

Poiché le serie temporali per la rappresentazione dei cambiamenti ritmici annuali possono essere ottenute con una densità d'indagine sufficiente solo in casi particolari, è opportuno approfondire lo studio della ritmicità annuale sulla base dei dati statistici esistenti (Ufficio Federale di Statistica, archivi ospedalieri, ecc.) Sono disponibili in letteratura ampi risultati sulle variazioni ritmiche annuali della frequenza delle nascite, del peso alla nascita, dei tassi di malformazione, delle malattie infettive (☜30), delle malattie psichiatriche, degli infarti, degli insulti apoplettici, e così via.

Bisogna notare che la fasatura media delle fluttuazioni ritmiche stagionali si discosta dall'ordine temporale dell'anno solare e del calendario nel senso di un ritardo di fase (◉ 31). Solo le funzioni direttamente dipendenti dal ritmo dell'esposizione, per esempio il livello dell'umore, corrispondono in posizione di fase al ritmo della posizione del sole (cfr. anche la cosiddetta depressione invernale; 280; 281). Nella figura, le fluttuazioni medie stagionali dell'umore di grandi gruppi di soggetti sono confrontate con il ciclo annuale del tasso di reazione, che mostra un chiaro ritardo di fase.

Depressione invernale

◉ **30:** frequenza ritmica annuale delle malattie a morbillo e rosolia (*in alto*) e parotite e varicella (*in basso*) (dopo SMOLENSKY 1983).

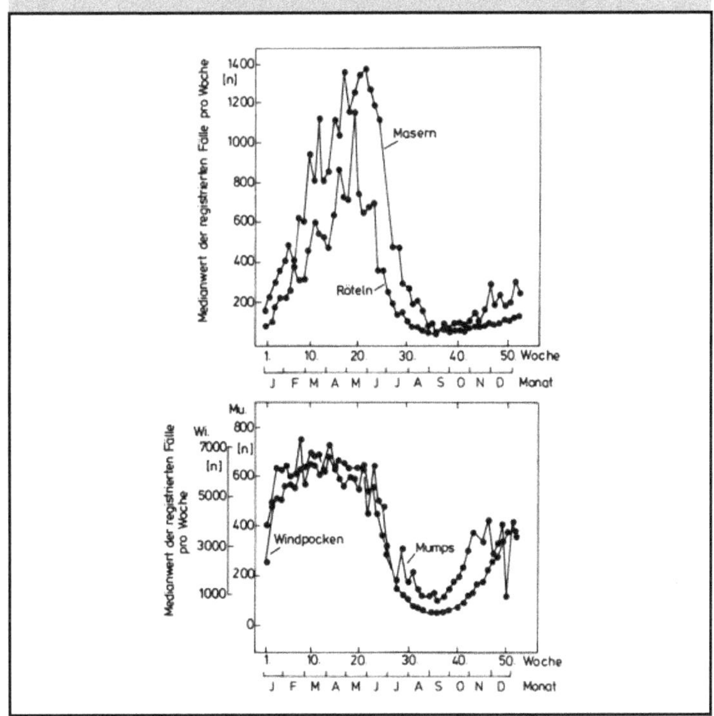

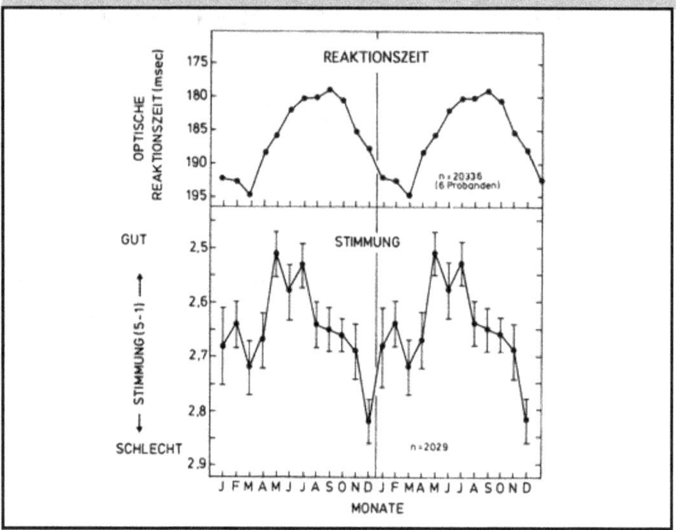

31: In alto: variazione media annuale del tempo di risposta ottica (secondo DAUBERT 1968). Sotto: variazione media annuale del punteggio dell'umore (secondo i dati di FRANK 1974).

In ● **32** anche i risultati delle analisi di frequenza dei massimi e minimi annuali di circa 100 corsi annuali della letteratura sono compilati. Questo mostra che i massimi di frequenza sono in febbraio e agosto e mostrano un ritardo di fase rispetto all'anno solare. Nella parte inferiore della figura, la fluttuazione risultante della posizione di reazione vegetativa è mostrata come base del ritmo biologico annuale.

Per aumentare la praticabilità degli studi sul ritmo annuale, il ritmo annuale biologico può già essere rappresentato per mezzo di punti temporali di misurazione riassuntivi mensili o trimestrali (317).

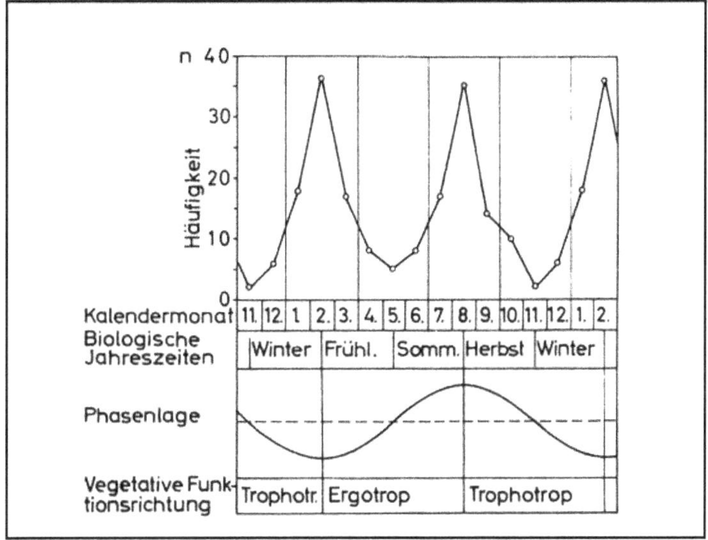

32: *In alto:* frequenza dei massimi e minimi ritmici annuali di varie variabili funzionali nei mesi del calendario per determinare i tempi di svolta dell'anno biologico. *In basso:* Posizione di fase risultante e direzione della funzione vegetativa del ritmo annuale nelle stagioni biologiche (dopo HILDEBRANDT 1962).

5.1.2. Ritmo mestruale, ritmi lunari

In linea di principio, tutti i metodi di esame descritti possono essere utilizzati anche per rappresentare i cambiamenti completi dell'organismo femminile nel ritmo mestruale. Con la sequenza più vicina possibile di date di misurazione (ad esempio, intervalli di 1-3 giorni), le serie temporali dei valori di misurazione ottenuti sono sincronizzate sul giorno dell'inizio delle mestruazioni (M) (49; 50). Il periodo di osservazione totale deve essere adattato alla lunghezza del ciclo individuale. Naturalmente, i valori misurati devono essere raccolti alla stessa ora del giorno.

In 👁 **33** presentata una selezione di fluttuazioni ritmiche mestruali di vari parametri, tra cui non solo variabili vegetative e di performance ma anche misure di benessere soggettivo. Un prerequisito per l'esecuzione di tali indagini è la disponibilità di soggetti di prova che non siano ormonalmente stimolati, poiché gli abituali inibitori ormonali dell'ovulazione livellano i ritmi spontanei (28).

👁 **33**: fluttuazioni di diverse variabili funzionali nel corso del Ciclo mestruale in sincronia sopra la data delle mestruazioni (M). Compilazione secondo i dati della letteratura (dopo HILDEBRANDT 1988).

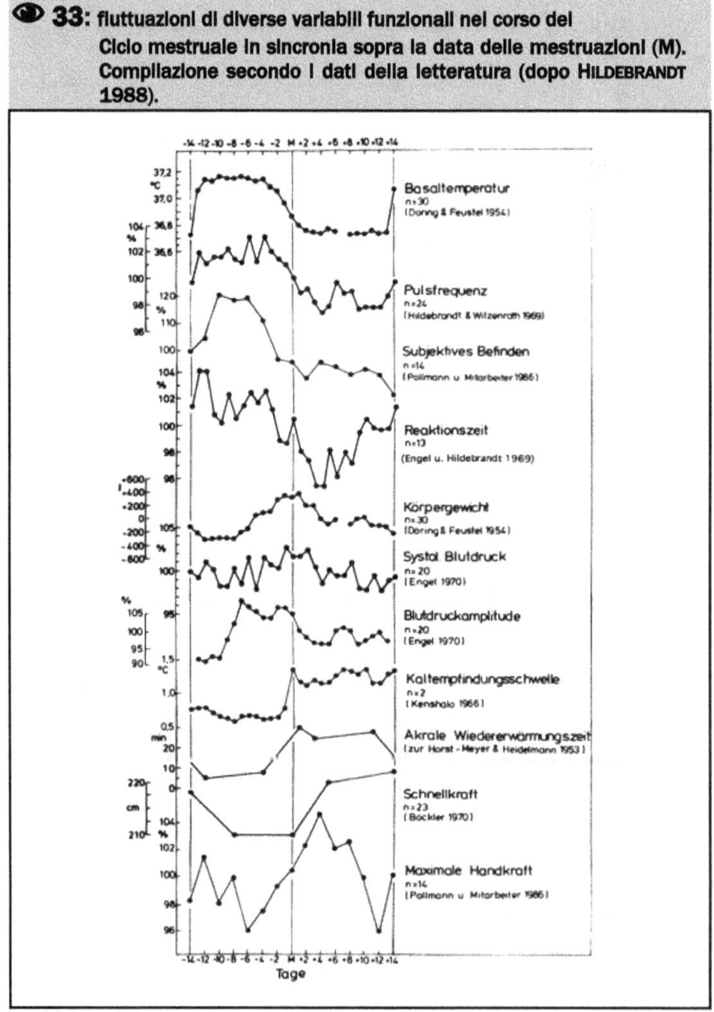

Bisogna anche notare che la fase del cambiamento del ritmo mestruale dipende dalla durata individuale del ciclo, per cui i risultati del gruppo devono essere differenziati di conseguenza (121).

Anche le indagini sulla dipendenza ritmica lunare delle date del menarca o delle mestruazioni in diverse età sono soggetti adatti all'indagine. Le suscettibilità alle malattie nella dipendenza lunare-ciclica sono state riportate anche recentemente (220; 221) (☞ 34).

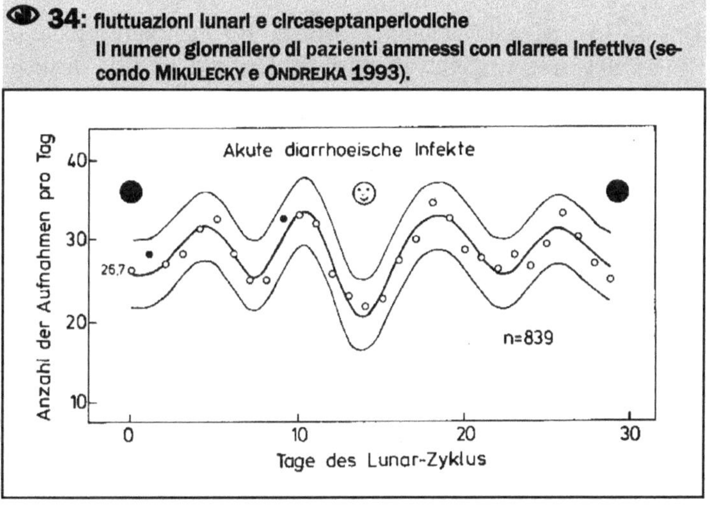

☞ 34: fluttuazioni lunari e circaseptanperiodiche
Il numero giornaliero di pazienti ammessi con diarrea infettiva (secondo MIKULECKY e ONDREJKA 1993).

La presenza di fluttuazioni funzionali lunari nel sesso maschile è stata provata secondo i risultati della letteratura, ad esempio con la dimostrazione di fluttuazioni dipendenti dalla fase lunare della sensibilità spettrale di luminosità dell'occhio (193) (cfr. p. 28). Le fluttuazioni lunari dei parametri metabolici, per esempio l'escrezione di acido urico negli uomini, sono ancora in discussione (103).

Fluttuazioni lunari negli uomini

5.1.3. Ritmo settimanale (periodicità circaseptana)

Le fluttuazioni di frequenza di vari eventi nel ritmo settimanale sono state descritte molte volte in letteratura. ● **35** fornisce alcuni esempi, per cui il lunedì si distingue particolarmente con la massima frequenza di eventi negativi. Qui, anche alla luce dell'esperienza dell'accentuazione del cosiddetto "lunedì blu" attraverso l'estensione del fine settimana libero, si pone la questione se esista davvero un ritmo biologico sottostante o se sia solo finto attraverso l'organizzazione sociale della settimana. Un ritmo settimanale biologico esistente potrebbe anche essere nascosto (mascherato) da influenze esterne.

Diversi studi hanno dimostrato che quando il regime temporale tageritmico viene alterato, ad esempio, da salti di fuso orario o da cambiamenti nello stile di vita, i riarrangiamenti adattivi della fasatura circadiana non si attivano il primo giorno ma solo il secondo, così che dopo un fine settimana prolungato ci si aspetta che la fasatura circadiana non corrisponda più ai requisiti della normale giornata lavorativa (165).

Anche la scoperta in una popolazione molto grande che il tasso di reazione è soggetto a un ciclo settimanale con un massimo il giovedì (vedi p. 82) non prova che questa scoperta sia l'espressione di un ritmo settimanale endogeno sincronizzato con la settimana esterna. In ogni caso, la relazione di frequenza armonica dei numeri interi del ritmo settimanale e mensile è notevole (94; 95; 319).

Che l'organismo umano possieda effettivamente la capacità di produrre e mantenere uno spontaneo "ritmo settimanale" biologico è stato dimostrato solo da studi a lungo termine in completo isolamento dal mondo esterno. Qui, un ritmo libero è stato mostrato in varie funzioni, la cui durata media del periodo, tuttavia, ha chiaramente deviato da sette giorni, vale a dire un circa 7 giorni (circaseptano) ritmo, ma la sua ampiezza era piccola (87).

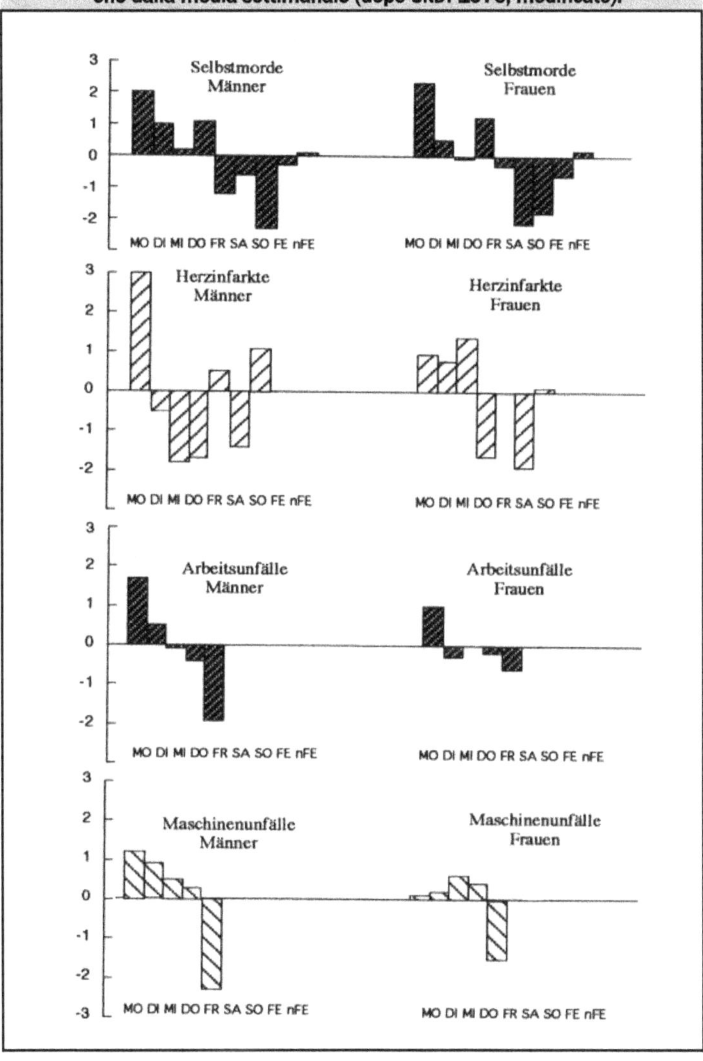

👁 **35:** Frequenze settimanali di suicidi e tentativi di suicidio, attacchi di cuore, incidenti sul lavoro, incidenti alle macchine tra gli uomini e le donne a Vienna. Ordinati in percentuale di deviazione dalla media settimanale (dopo UNDT 1976, modificato).

Studi recenti in animali di varie specie e persino in alghe unicellulari hanno fornito la prova che la disposizione circaseptana dei processi vitali è una struttura temporale endogena, antica nell'evoluzione, che nell'uomo può essere sincronizzata in condizioni normali dal ritmo settimanale sociale esterno (94; 95; 154; 295). Nei prematuri e nei neonati, il ritmo circaseptano domina i processi funzionali fino a quando un ritmo diurno sincronizzato di maggiore ampiezza si sviluppa con la maturazione dei canali sensoriali (61; 100).

Un modo completamente diverso di guardare ai ritmi circaseptani deriva dal fatto che le reazioni a lungo termine dell'organismo alle sollecitazioni di stimolo del tipo più vario mostrano frequentemente una struttura circaseptano-periodica. Questo avviene in ogni caso in comune in tutti i sistemi funzionali ed è stato già identificato da DERER (46) come una modalità di reazione compensatoria "macroperiodica" organizzata a livello centrale. Numerosi studi longitudinali, in particolare sulle cure termali, hanno confermato questo punto di vista e stabilito come base una commutazione vegetativa globale periodicamente continua (139). In contrasto con un ritmo settimanale spontaneo, la fasatura della periodicità della reazione circaseptana è indipendente dal ritmo settimanale esterno e in ogni caso legata allo stimolo scatenante. Le ampiezze sono inizialmente molto più grandi, ma di solito diminuiscono con una progressiva compensazione adattiva.

Con queste caratteristiche, la ritmicità circaseptana innescata reattivamente deve essere annoverata tra i cosiddetti "periodi reattivi" (117; 139), le cui durate periodiche non sono identiche a quelle dei ritmi spontanei costantemente attivi, ma sono preferibilmente in relazione armonica intera con essi (☞ **92**, p. 170). A questo proposito sembra interessante che il periodico circaseptano sia in un rapporto di frequenza di 4:1 con il ritmo lunare. Le proprietà del periodico reattivo includono anche la co-occorrenza inizialmente raggruppata di più e frequenze sottomultipli, che decadono presto nel corso della reazione.

Dopo tutto, la ben nota "crisi del 3° giorno" potrebbe essere l'espressione di una deviazione estrema ergotropica nel quadro di una periodicità di reazione "circasemisettana" (94; 95; 139; 334).

5.2. Ritmo giornaliero (ritmo circadiano)

5.2.1. Temperatura corporea e termoregolazione

Le fluttuazioni ritmiche diurne della temperatura corporea appartengono alle prime scoperte della ricerca cronobiologica. L'andamento giornaliero della temperatura centrale del corpo (👁 36) può servire come parametro guida dei cambiamenti ritmici diurni nell'organismo. È principalmente il risultato di un cambiamento ritmico diurno spontaneo delle tendenze di termoregolazione, specialmente la cosiddetta termoregolazione fisica dell'emissione di calore dell'organismo. Le misurazioni della temperatura della pelle e della circolazione sanguigna cutanea in diverse regioni del corpo hanno dimostrato che in media tra le ore 3 e le ore 15 con l'aumento della temperatura del cuore l'emissione di calore, soprattutto alle estremità di grande superficie, è ridotta, cioè esiste una situazione di riscaldamento fisico del corpo. D'altra parte, nella seconda metà della giornata fino alle 3 di notte, l'aumento del rilascio di calore porta a un calo della temperatura corporea centrale (la cosiddetta fase di de-warming) (100). Inoltre, anche il metabolismo mostra cambiamenti nella stessa direzione, nel senso che la reattività agli aumenti metabolici è aumentata durante la fase di riscaldamento (👁 37).

Come mostrano le curve del 👁 35, soprattutto le estremità si comportano nel senso descritto congruente ai cambiamenti ritmici diurni della termoregolazione. Al contrario, i cambiamenti della temperatura e della circolazione sanguigna della pelle sulla testa e sul tronco sono nella stessa direzione dei cambiamenti della temperatura centrale. Queste regioni non si comportano come attuatori della regolazione fisica della temperatura, ma come il nucleo del corpo regolato (1, 2).

◉ 36: Variazione diurna media del flusso sanguigno cutaneo nella fronte, nelle mani e nei piedi di **17** soggetti in condizioni di riposo costante nella camera climatica durante un controllo di un'ora in confronto alla variazione diurna della temperatura rettale. Le curve sotto la scritta sono il risultato di un livellamento una tantum dei valori medi orari mediante sovrapposizione di una tripla media. Le parentesi indicano la gamma dell'errore medio dei valori medi (secondo DAMM e collaboratori 1974).

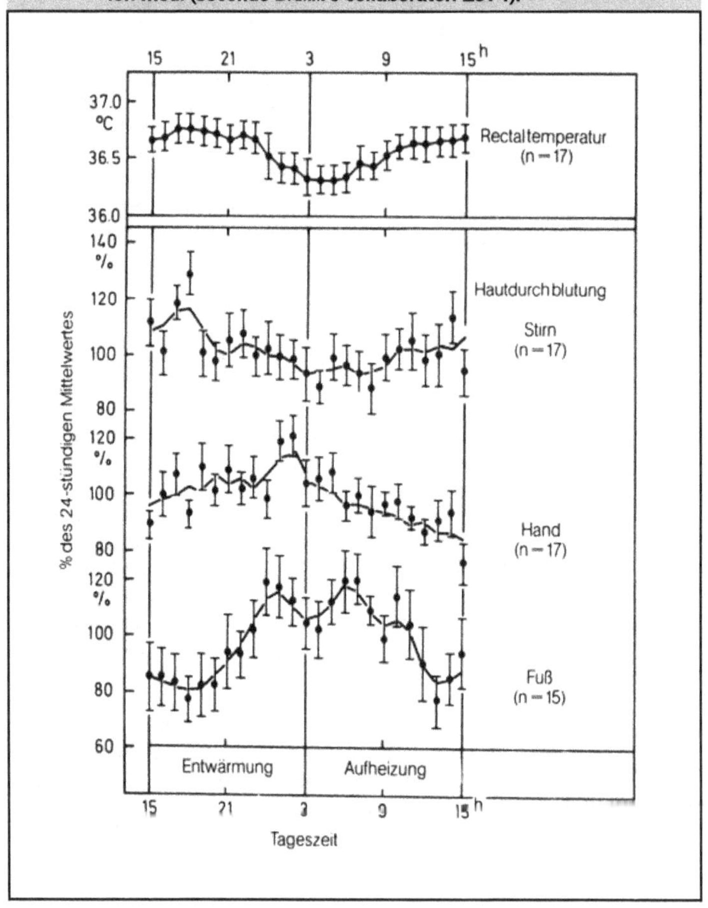

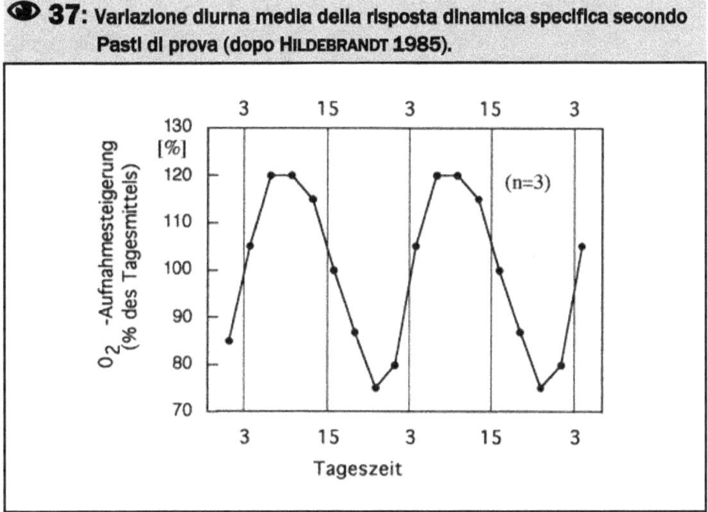

La termoregolazione non è quindi in uno stato statico di equilibrio, ma cambia diurnamente in un'alternanza dinamica tra due diverse tendenze di regolazione. La teoria comune dell'**omeodinamica** può essere sostituita (88; 161). Il significato pratico di questo concetto diventa chiaro quando si confrontano le risposte agli stimoli termici di prova in diversi momenti della giornata. 👁 **38** mostra nella parte superiore su 3 curve che la sensibilità agli stimoli freddi passa attraverso un massimo a metà della fase di riscaldamento ritmico diurno nella regione delle ore 9, mentre le 3 curve inferiori mostrano che la risposta agli stimoli caldi diventa massima a metà della fase di riscaldamento nella regione delle ore 9 (1; 2; 14; 124).

⊙ 38: Dall'alto in basso: Cicli medi diurni della risposta alla pressione fredda della pressione sanguigna sistolica, Il tempo di riscaldamento acrale dopo Il bagno freddo delle mani (15°C, 5 min), Il tempo di riscaldamento acrale dopo il versamento dell'acqua superiore di Kneipp, le risposte del flusso sanguigno nel muscolo e nella pelle della parte inferiore della gamba dopo l'impacco di calore, e la risposta di sudorazione della pelle della fronte dopo uno stimolo caldo standardizzato. Le parentesi corrispondono all'intervallo dell'errore medio dei valori medi (secondo HILDEBRANDT 1986).

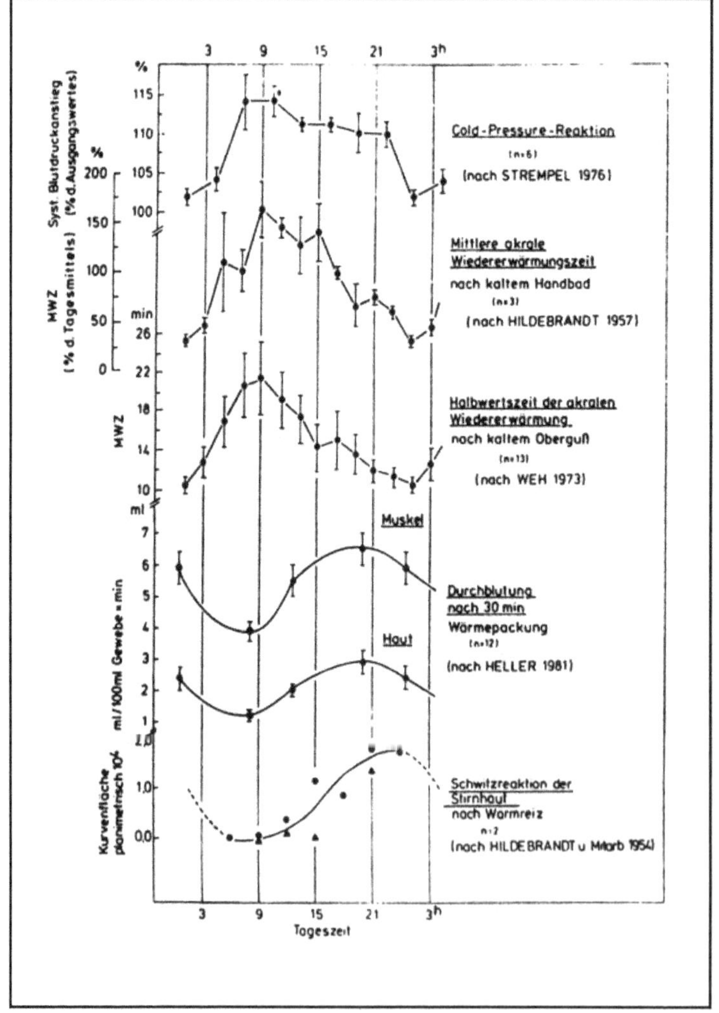

5.2.2. Funzioni cardiovascolari

In condizioni di riposo

I misuratori più facilmente disponibili per valutare l'attività cardiovascolare sono la frequenza del polso e la pressione sanguigna, che possono essere misurati senza disturbi significativi per il soggetto, anche in modo autometrico. I risultati trovati in un seminario pratico condotto su 12 soggetti sono raccolti in 👁 **39** andamento ritmico medio diurno della frequenza del polso corrisponde all'esperienza della letteratura, sia per quanto riguarda la posizione della fase che l'ampiezza media in condizioni di riposo. Le variazioni medie diurne della pressione sanguigna sistolica e diastolica sono anche in buon accordo con i dati riportati in letteratura per i soggetti sani (116; 217; 321).

Questo è particolarmente notevole perché la pressione sanguigna e la frequenza del polso sono fortemente co-determinati dal comportamento (mascheramento). Il ritmo diurno della pressione sanguigna sistolica e diastolica, tuttavia, si mantiene in condizioni strettamente controllate e con la somministrazione di sostanze sedative con la stessa ampiezza e non è quindi assolutamente una conseguenza del mascheramento (323).

La fase ergotropa del ritmo diurno biologico è accompagnata da un aumento della pressione sistolica e da una diminuzione (un po' sfasata) della pressione diastolica, in modo che la variazione ritmica diurna dell'ampiezza della pressione sanguigna risultante da entrambe le curve (come la pressione sistolica) passa attraverso il suo minimo al mattino presto e il suo massimo nel primo pomeriggio (👁 **39**).

Quando si sta in piedi, le fluttuazioni ritmiche diurne della frequenza del polso, della pressione sanguigna sistolica e dell'ampiezza della pressione sanguigna rimangono fondamentalmente le stesse, ma hanno un'ampiezza significativamente inferiore. Solo la curva della pressione diastolica, anch'essa appiattita, mostra una fase alterata (👁 **40**).

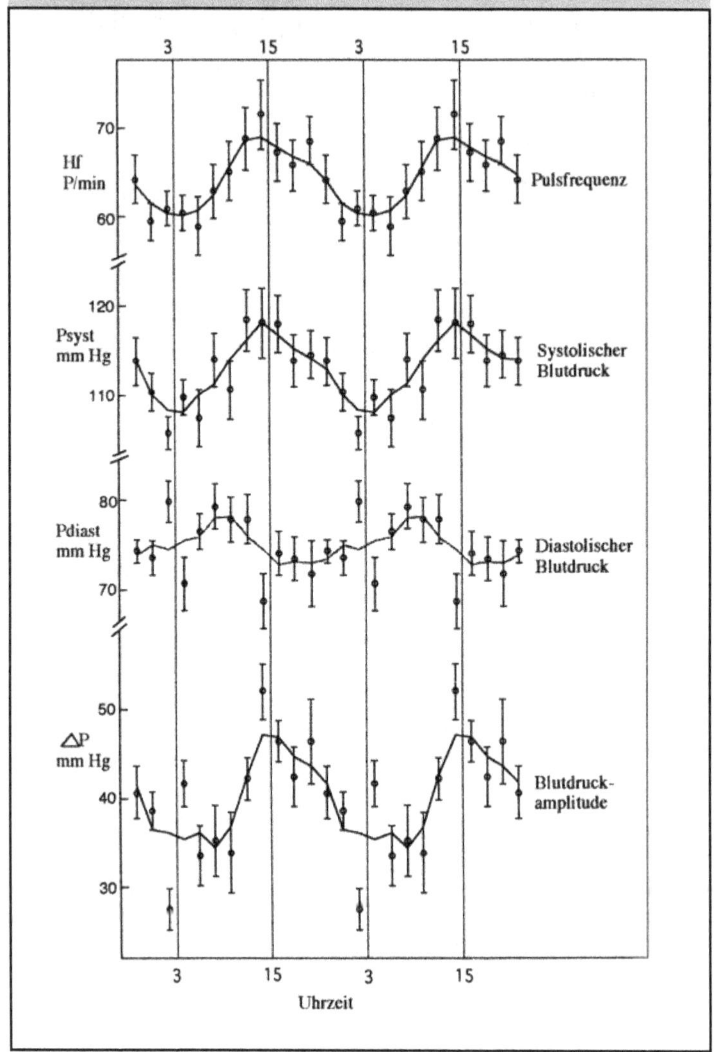

39: Variazioni medie giornaliere dei valori della frequenza del polso e della pressione sanguigna nel Buglia secondo i dati di un esperimento di seminario cronobiologico su 12 soggetti sani. Le parentesi indicano la gamma dell'errore medio dei valori medi.

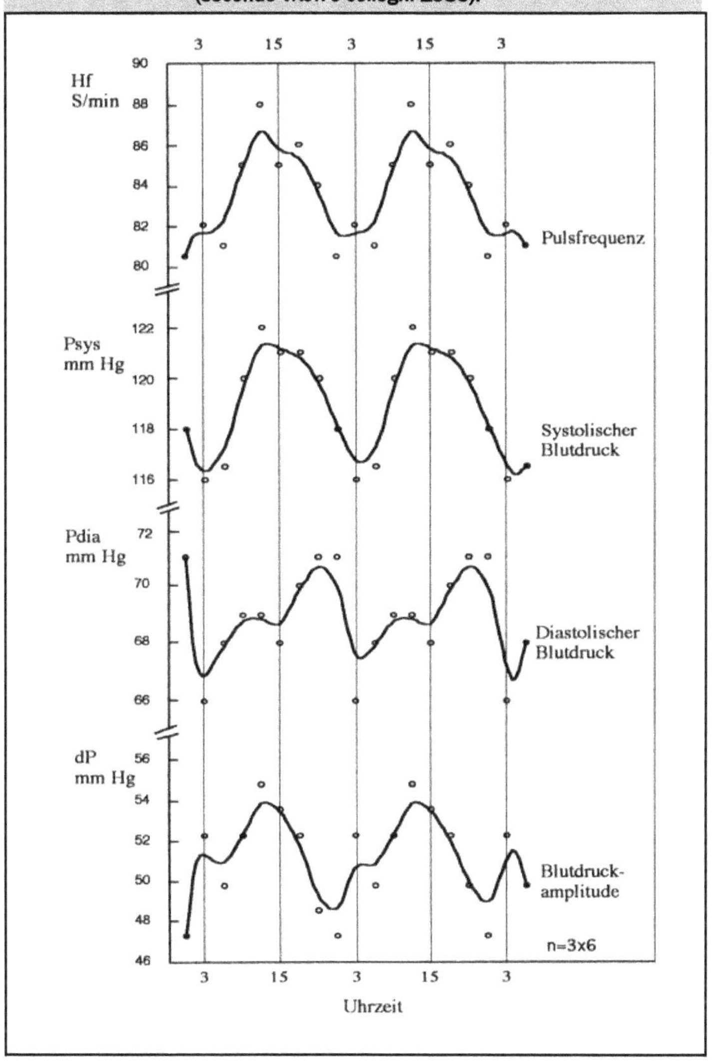

40: Variazioni medie giornaliere della frequenza del polso e dei valori della pressione sanguigna in posizione eretta di 5 persone sane che sono state esaminate in 3 variazioni giornaliere ciascuna (secondo VAUTI e colleghi 1983).

La performance circolatoria (o la portata cardiaca) può essere sti-
mata in modo semplice come il prodotto dell'ampiezza della
pressione sanguigna e della frequenza cardiaca (prodotto am-
piezza-frequenza). I valori medi calcolati dai risultati dei test in
posizione supina sono tracciati nel loro corso giornaliero in
⬮41. Questo mostra chiaramente l'aumento della performance
circolatoria totale con l'aumento dell'ergotropia (ergofase) e la
sua diminuzione nella metà trofotropica della giornata (trofofase).

Inoltre, il calcolo del cosiddetto prodotto pressione-frequenza
fornisce informazioni approssimative sul consumo di ossigeno
del cuore (280; 311). Questo è il prodotto della pressione sanguigna sistolica e della frequenza cardiaca, che è frequentemente
usato in letteratura per caratterizzare l'impulso simpatico del
cuore e il metabolismo cardiaco. Dopo la conversione, i dati ottenuti nell'esperimento di gruppo di un seminario mostrano con
particolare chiarezza il cambiamento fondamentale del sistema
di regolazione vegetativa nel corso del ritmo diurno (vedi ⬮ 41),
in quanto la spinta cardiovascolare simpatica aumenta secondo
queste complesse variabili nel corso del mattino biologico tra le
3 e le 3 del pomeriggio circa, e diminuisce corrispondentemente
nella seconda metà della giornata.

Questo corrisponde anche ai risultati del nostro gruppo di lavoro,
che sono stati ottenuti in condizioni strettamente controllate su 8
soggetti di prova sani su ulteriori parametri della dinamica cardiaca e circolatoria e sul volume minuto (⬮ 42).

I cambiamenti cardiovascolari nel ciclo diurno qui illustrati dimostrano quindi con particolare chiarezza che il ritmo diurno
(ritmo circadiano) rappresenta un'alternanza delle due tendenze
fondamentali della vita (prestazione e recupero).

👁 41: Variazioni medie diurne del prodotto pressione-frequenza e ampiezza-prodotto di frequenza di 12 soggetti sani in un esperimento di seminario.

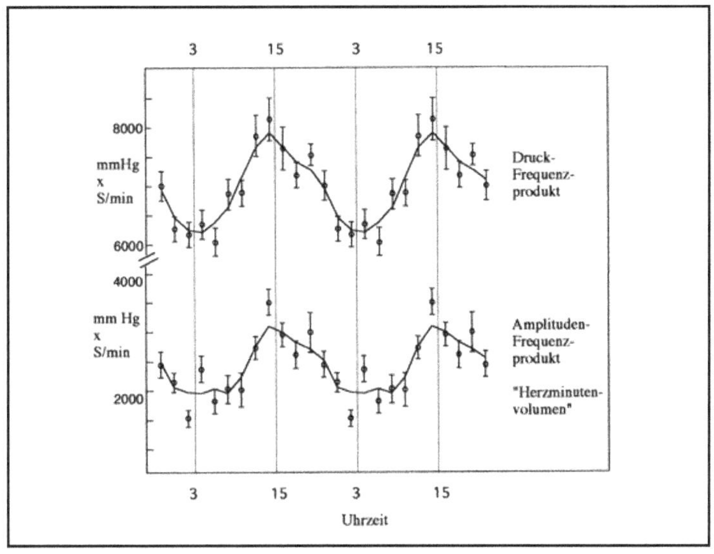

👁 42: Variazione diurna media di vari parametri dinamici cardiaci di 8 soggetti sani in rigorose condizioni di riposo (dopo HILDEBRANDT e ENGELBERTZ 1953, non pubblicato).

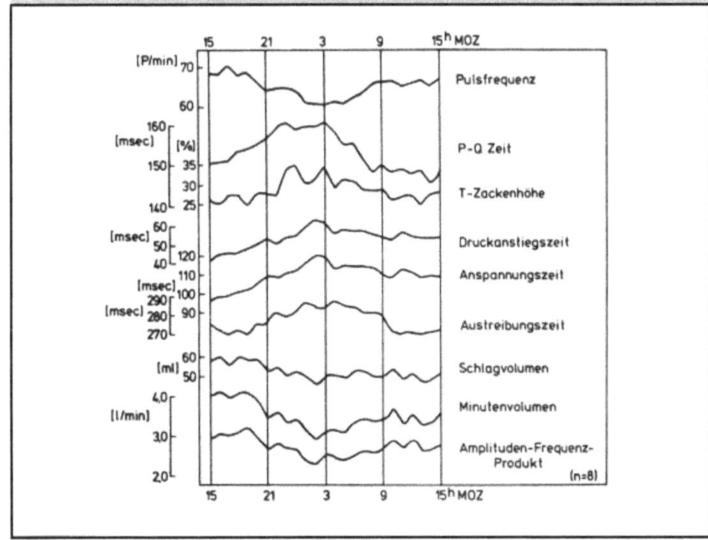

Regolazione circolatoria ortostatica
La conoscenza delle influenze ritmiche diurne sulla regolazione circolatoria ortostatica non è solo teorica ma anche di grande interesse pratico, ad esempio per la valutazione dello stress circolatorio nelle occupazioni in piedi. È già noto, per esempio, che la frequenza di collasso indotta ortostaticamente è soggetta a pronunciate fluttuazioni ritmiche diurne negli operatori così come nei soggetti negli esperimenti di tilt table (218; 258).
Questi rapporti possono essere facilmente visualizzati, soprattutto perché in letteratura sono disponibili metodi di controllo standardizzati del test in piedi, ognuno dei quali richiede poco tempo. Mentre le misurazioni comparative della capacità vitale sono anche utili per valutare i cambiamenti circolatori, i cambiamenti periferici del volume di sangue possono essere registrati solo con metodi più complessi (pletismografia, ecc.).

L'andamento diurno dei risultati è mostrato in ☻ **43**. I cambiamenti nell'aumento della frequenza cardiaca dopo l'ascesa (20° minuto) trovati nelle prove di 24 ore mostrano un massimo pronunciato durante l'ergofase del mattino, mentre il minimo nella trofofase è nella regione di mezzanotte. La curva media levigata della figura rivela una sovrapposizione del ritmo di 24 ore con periodi di 12 e 6 ore, caratteristica degli stati reattivi (158). In letteratura, sono state riportate variazioni diurne nell'aumento della gittata cardiaca indotta dall'ortostatismo e variazioni nell'aumento del volume delle gambe durante il test in piedi, che sono mostrate in ☻ **43** confronto.
Di particolare interesse è la conoscenza del comportamento della pressione sanguigna durante lo stress ortostatico. A questo scopo, indagini sistematiche con test di 10 minuti in piedi e misurazioni nel secondo, quarto e sesto minuto in piedi sono disponibili presso il nostro gruppo di lavoro. I corsi dei cambiamenti ortostatici della pressione sanguigna sistolica e diastolica e l'ampiezza della pressione sanguigna sono mostrati in ☻ **44** (286).

43: Variazione media diurna dell'aumento della frequenza cardiaca
dopo essere stati in piedi per 20 minuti (in alto) (dopo VAUTI e
colleghi 1985), del cambiamento ortostatico della gittata cardiaca (al centro) (dopo KLEIN e colleghi 1966), e dell'aumento del
volume della parte inferiore delle gambe dopo essere stati in
piedi per 20 minuti (in basso) (dopo RIECK 1973). Le curve tracciate rappresentano il risultato di uno smussamento una tantum
dei dati.

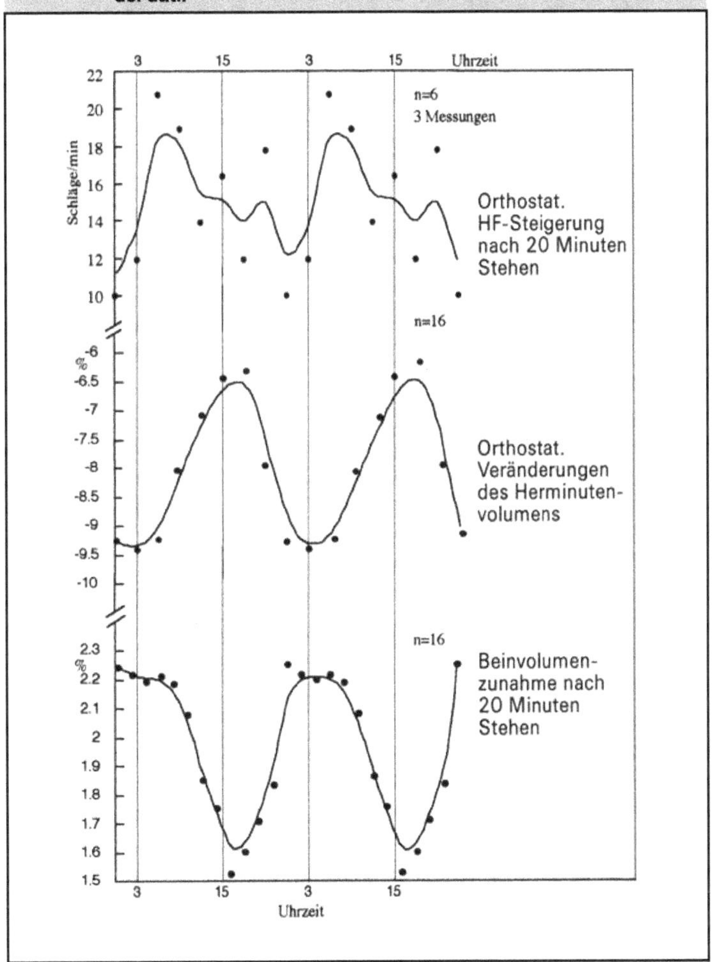
Uhrzeit
3   15   3   15
22
20
18
Schläge/min
16
14
12
10
n=6
3 Messungen
Orthostat.
HF-Steigerung
nach 20 Minuten
Stehen
n=16
%
-6
-6.5
-7
-7.5
-8
-8.5
-9
-9.5
-10
Orthostat.
Veränderungen
des Herminuten-
volumens
n=16
%
2.3
2.2
2.1
2
1.9
1.8
1.7
1.6
1.5
Beinvolumen-
zunahme nach
20 Minuten
Stehen
3   15   3   15
Uhrzeit

⊕ 44: Variazioni medie diurne della frequenza cardiaca, amplezza della pressione sanguigna e quozienti di ortostasi (secondo WECKENMANN 1973) nel test in piedi (secondo i dati di RÜLLMANN 1997).

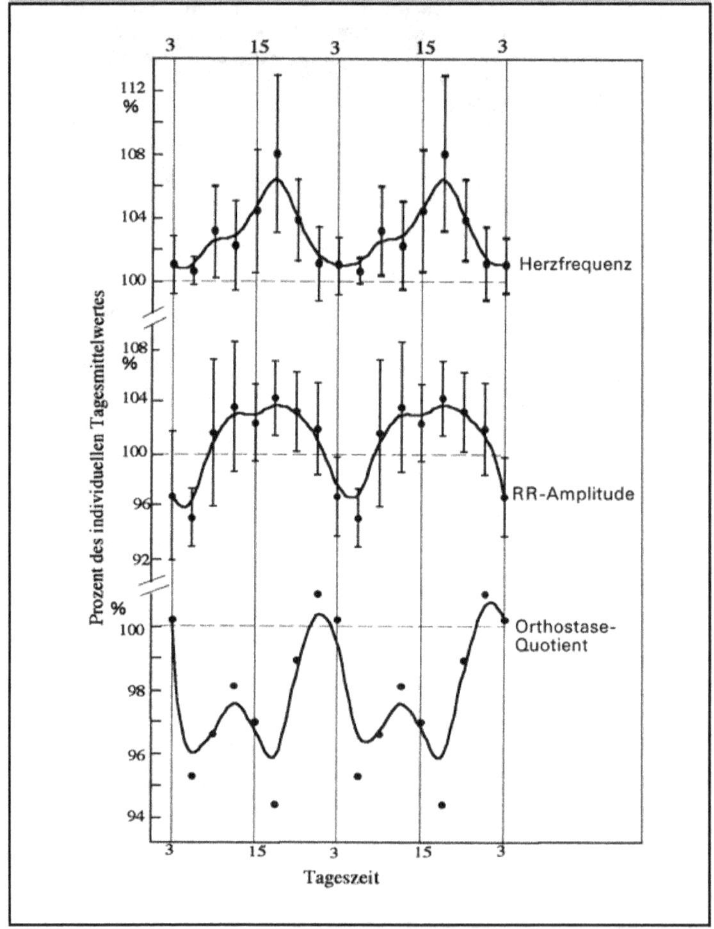

5.2.3. Funzioni respiratorie

La curva della frequenza respiratoria media giornaliera è mostrata in ☻ **45** secondo i risultati delle misurazioni di un corso pratico del seminario a Graz e secondo i risultati della letteratura, che sono stati raccolti da 50 persone sane. A parte una certa differenza di livello, c'è un ottimo accordo tra le due curve, il che dimostra che il semplice metodo di misurazione della frequenza utilizzato nel corso pratico produce risultati utilizzabili. La frequenza respiratoria diminuisce poi nella fase trofotropica del ritmo diurno tra le 3 del pomeriggio e le 3 del mattino fino ad un minimo nella zona delle 3 del mattino, per aumentare nuovamente nella metà ergotropica della giornata.

Un'attenzione particolare deve essere dedicata all'indagine della dispersione interindividuale (variabilità) delle frequenze respiratorie nel corso delle variazioni ritmiche diurne. Così, la curva corrispondente del ☻ **45** mostra un minimo cospicuo di dispersione di gruppo di notte nella zona delle ore 3. Questo risultato corrisponde anche a una vasta esperienza in letteratura, secondo la quale i modelli diurni individuali dipendono dal livello di frequenza respiratoria (media delle 24 ore) (109; 114). Quando la frequenza respiratoria media è alta, diminuisce durante la notte e raggiunge il minimo alle 3 del mattino, mentre quando il livello generale è basso, la frequenza respiratoria può effettivamente aumentare durante la notte e mostrare un massimo alle 3 del mattino. Questa convergenza notturna delle frequenze respiratorie individuali condiziona la variabilità (dispersione) minima nella regione delle ore 3 rivelata in questo esperimento pratico in ☻**45** Questo periodo di tempo con la più bassa dispersione di gruppo della frequenza respiratoria rappresenta anche una fase di stretta coordinazione di frequenza tra polso e ritmo respiratorio (☻ **46**), che allo stesso tempo corrisponde a un optimum di economia funzionale.

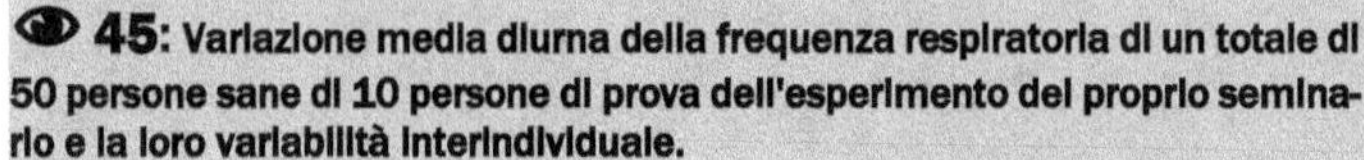

45: Variazione media diurna della frequenza respiratoria di un totale di 50 persone sane di 10 persone di prova dell'esperimento del proprio seminario e la loro variabilità interindividuale.

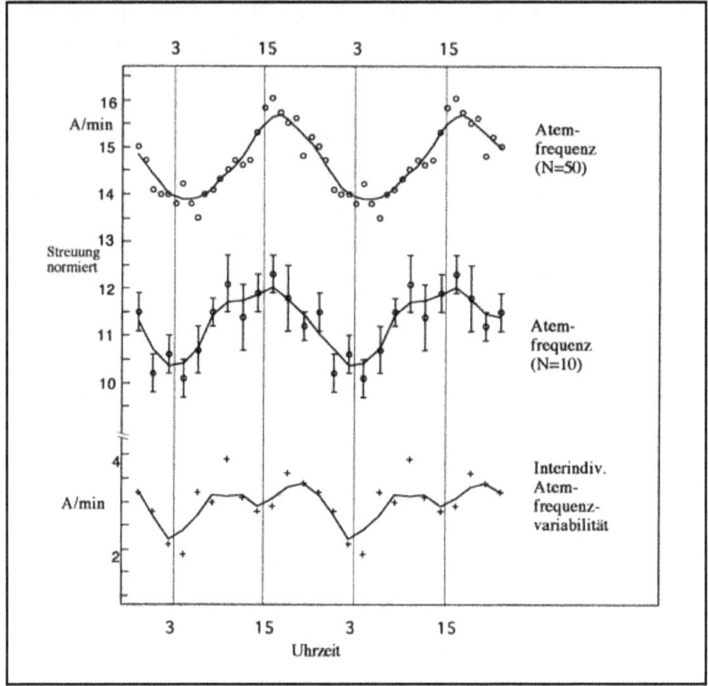

Il ritmo diurno della capacità vitale è accessibile all'esame in un modo particolarmente semplice (misurazione con lo spirometro). 47 mostra nella curva superiore un andamento medio giornaliero misurato su 10 giovani soggetti sani.

La capacità vitale scende nella metà del giorno determinata trofotropicamente al minimo nella fascia delle 3 di notte, per risalire al massimo nella metà mattutina del giorno biologico determinata ergotropicamente. L'andamento complessivo sinusoidale può spesso apparire sovrapposto a periodi più brevi.

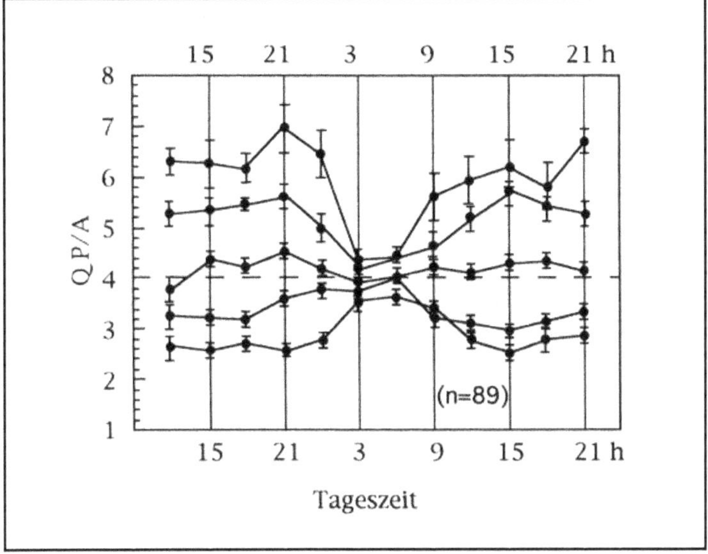

👁 46: Variazione diurna media del quoziente di frequenza polso-respiratoria (QP/A) di un totale di 89 soggetti sani divisi in 5 gruppi secondo la media delle 24 ore del quoziente. Le parentesi corrispondenti all'intervallo dell'errore medio delle medie di gruppo. Si noti la normalizzazione notturna tra le 3 e le 6, che avviene indipendentemente dalla direzione della deviazione esistente durante il giorno (secondo i dati di PÖLLMANN, modificati, da HILDEBRAND 1993).

Un parametro altrettanto importante e facile da ottenere per la valutazione della funzione respiratoria è l'esame della portata massima espiratoria durante l'impulso respiratorio espiratorio. È possibile determinare sia la portata espiratoria massima (valore del pneumometro; 118) sia una capacità espiratoria legata al tempo (ad esempio capacità di 1-s, test TIFFENEAU; 179; 320). Questi parametri permettono di trarre conclusioni sulla larghezza bronchiale o sulla resistenza bronchiale e sono quindi di grande importanza pratica, ad esempio, per la valutazione delle malattie ostruttive delle vie aeree. Pertanto, almeno uno di questi parametri dovrebbe essere considerato negli esperimenti pratici. La curva del flusso espiratorio massimo mostrata in 👁 47 rappresenta.

Risultati della procedura tecnicamente meno complessa secondo i dati del nostro gruppo di lavoro. La resistenza bronchiale passa attraverso un massimo (= minimo della forza massima della corrente espiratoria) nella notte approssimativamente nella fascia delle 3, dove la tendenza vegetativa totale dell'organismo ha raggiunto il massimo della trofotropia, e mostra che la tendenza agli stati broncospastici, specialmente agli attacchi d'asma, può essere ben giustificata cronobiologicamente in questa fascia oraria. Quando si combatte o si previene l'asma con i farmaci, l'influenza del ritmo diurno deve essere presa in considerazione di conseguenza (cfr. pag. 111).

La determinazione della resistenza del flusso respiratorio (resistenza bronchiale) è anche possibile direttamente con uno sforzo maggiore. Le curve in ☻ **47** prese dalla letteratura confermano il ritmo diurno atteso, che può anche essere adeguatamente rappresentato con i metodi semplici di cui sopra.

I cambiamenti ritmici diurni nella respirazione portano a cambiamenti significativi nei rapporti di gas nei polmoni. Come esempio,☻ 47 la curva più bassa mostra il ritmo diurno della pressione parziale di CO_2 secondo le misure della letteratura. L'aumento notturno della pressione parziale rende chiaro che la sensibilità alla CO_2 dei centri respiratori nel ritmo diurno diminuisce durante la notte, un risultato che è stato confermato in studi speciali (265).

47: Variazione media diurna della capacità vitale e della massima portata espiratoria in soggetti sani (secondo KNOERCHEN 1974) così come la variazione diurna della resistenza bronchiale in soggetti sani e pazienti con ostruzione bronchiale (secondo WYLICIL & WEBER 1969) e la variazione diurna media della pressione parziale alveolare di CO2 in soggetti sani in rigorose condizioni di riposo (secondo Raschke 1987).

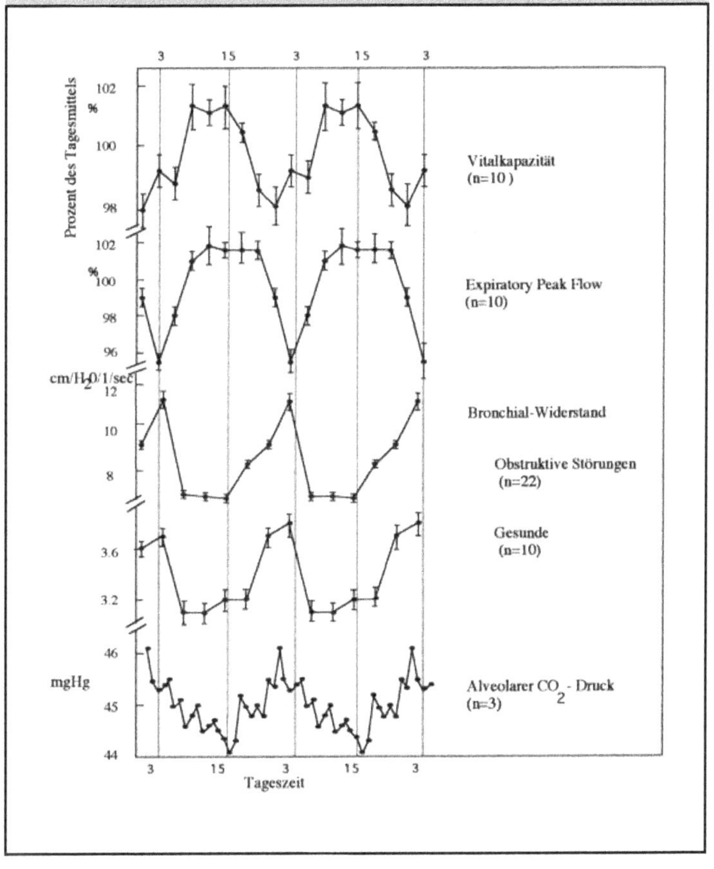

5.2.4. Digestione e metabolismo

Anche se la cronobiologia delle funzioni digestive e metaboliche fornisce numerosi aspetti interessanti e anche praticamente significativi, i metodi di indagine necessari per questo richiedono di solito uno sforzo maggiore. Pertanto, si deve fare affidamento principalmente sui risultati della letteratura per illustrare che questa area funzionale è anche fortemente influenzata dai cambiamenti ritmici diurni. Il fatto stesso che l'assunzione di cibo non è distribuita su tutto il giorno di 24 ore a causa del sonno notturno richiede attenzione. A causa della considerevole influenza dell'assunzione di cibo sull'intera situazione vegetativa, è necessario distribuire il cibo nell'arco dell'intera giornata in porzioni e intervalli uguali per un esame poco mascherato e, inoltre, servire una dieta poco proteica per mantenere basso l'aumento metabolico specifico-dinamico. L'esperienza ha dimostrato che la somministrazione ogni 2, 3 o 4 ore di una porzione pesata di budino alla vaniglia preparato con latte diluito e salsa di mele è adatta come "dieta del ritmo". Si deve anche garantire una distribuzione uniforme dell'assunzione di liquidi (tè, succo, acqua, ecc.).

👁 **37** (vedi pag. 100) mostra già l'andamento diurno dell'effetto dinamico specifico di uno stimolo di prova e dimostra che l'inizio del metabolismo è promosso al massimo nella fase ergotropica del ritmo diurno, mentre 12 ore dopo nella fase trofotropica questo effetto è minimo. L'ampiezza diurna è considerevole e sottolinea la necessità di somministrare cibo per il ritmo in tutti i test del ritmo diurno.

In 👁 **48** aumento metabolico è confrontato nel suo corso dopo l'assunzione di cibo al mattino e alla sera in due serie di esperimenti. Gli studi sperimentali con assunzione di cibo esclusivamente al mattino o alla sera mostrano anche l'importanza dominante del cambiamento metabolico ritmico diurno nella diversa direzione dello sviluppo del peso corporeo (👁 **49**).

 Aumento medio del dispendio energetico a riposo e dell'assorbimento di O2 dopo pasti proteici uguali alle 10:00 e alle 18:00 (dopo HILDEBRANDT 1986 [sopra] e Capani e COLLABORATORI 1984 [sotto]).

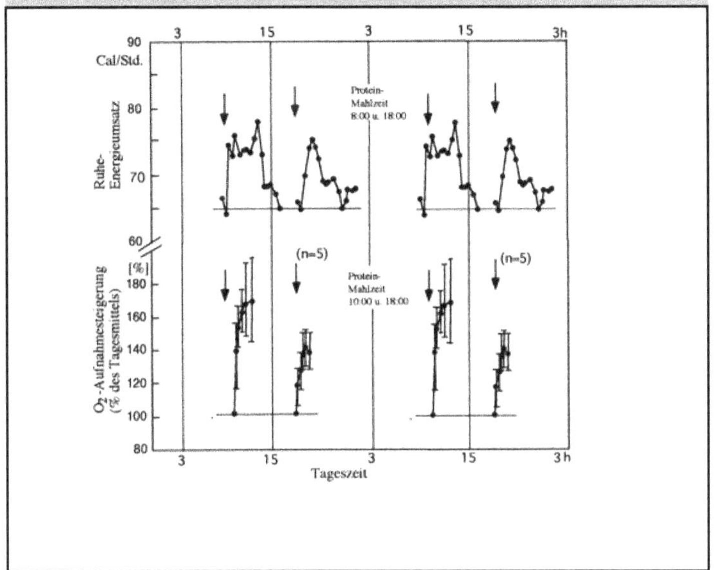

 Sviluppi di peso individuali con rappresentazione del quotidiano fluttuazioni ritmiche di 3 soggetti sani la cui assunzione di cibo [2000 cal.] era esclusivamente al mattino o alla sera (secondo HALLBERG 1969).

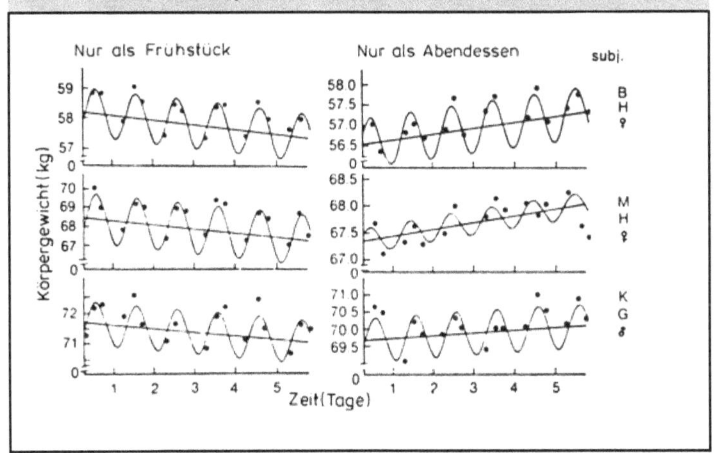

La secrezione dei succhi digestivi è soggetta a notevoli fluttuazioni ritmiche diurne, la cui conoscenza è di grande importanza pratica e richiede considerazione diagnostica e terapeutica. Il ritmo diurno della secrezione salivare, in particolare, può essere rappresentato con una tecnica semplice. 👁 **50** mostra i risultati della letteratura. Il contenuto proteico, che rappresenta essenzialmente il contenuto di ptialina, corre anche parallelamente alla quantità di secrezione, e viceversa la conduttività elettrica (83).

👁 **50:** Variazione media diurna della salivazione spontanea in soggetti sani soggetti (secondo i dati di DAVES 1974) così come la conduttività elettrica (secondo ATWOOD e collaboratori 1991) e la concentrazione proteica della saliva (secondo DAVES 1974) (da GUTENBRUNNER & Hildebrandt 1994).

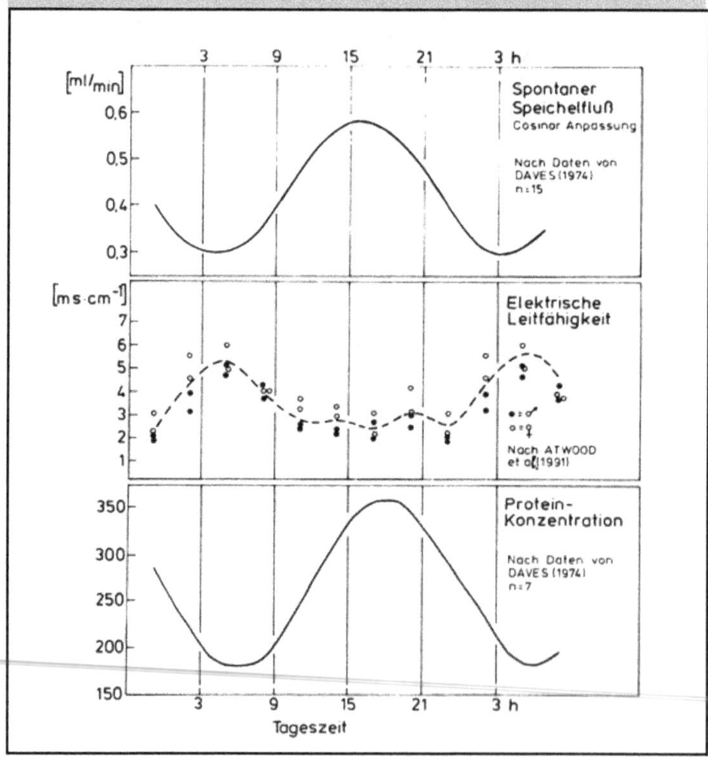

Di particolare importanza medica sono le fluttuazioni ritmiche diurne della secrezione gastrica, la cui portata e le cui fasi possono mostrare deviazioni marcate nei disturbi patologici. ☞ **51** mostra il comportamento della velocità di secrezione e dei valori di pH basali in persone sane, così come le corrispondenti fluttuazioni ritmiche diurne del contenuto di gastrina nel siero.

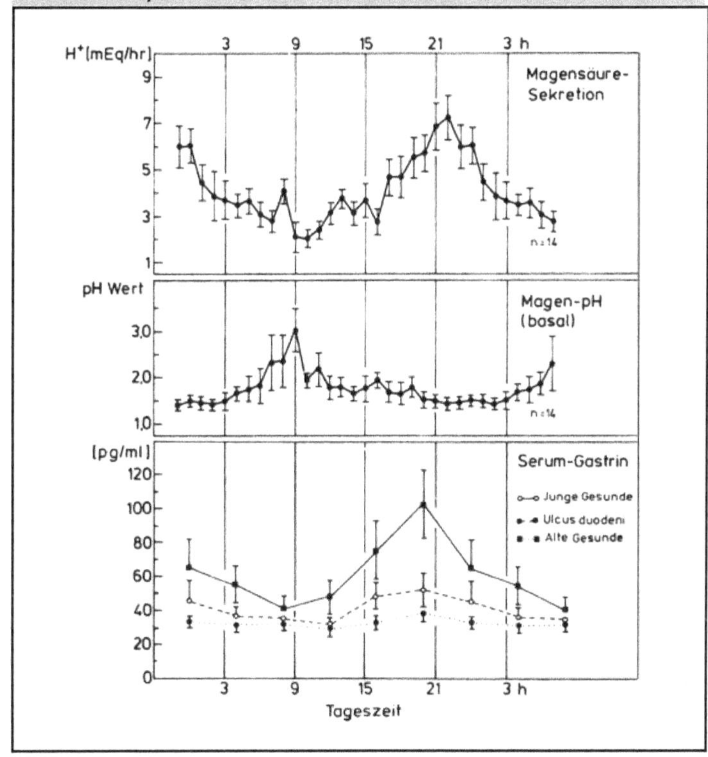

☞ **51:** *In alto:* andamento diurno medio della secrezione acida gastrica di persone sane Soggetti (dopo MOORE & Halfberg 1987). *Medio:* Variazione diurna media dei valori del pH basale nello stomaco di soggetti sani (secondo i dati di MOORE & Goo 1987). *In basso:* intervalli medi giornalieri dei livelli di gastrina nel siero in giovani soggetti sani, pazienti con ulcera duodenale e vecchi soggetti sani (secondo TAROUINI & Vener 1987). LE parentesi corrispondono all'intervallo dell'errore medio dei valori medi (da GUTENBRUNNER & Hildebrandt 1994).

La conoscenza cronobiologica è anche necessaria per la valutazione della funzione biliare. Sia il riempimento a riposo della cistifellea che l'ampiezza della sua contrazione in risposta a stimoli definiti e l'ampiezza della successiva dilatazione mostrano notevoli fluttuazioni ritmiche diurne (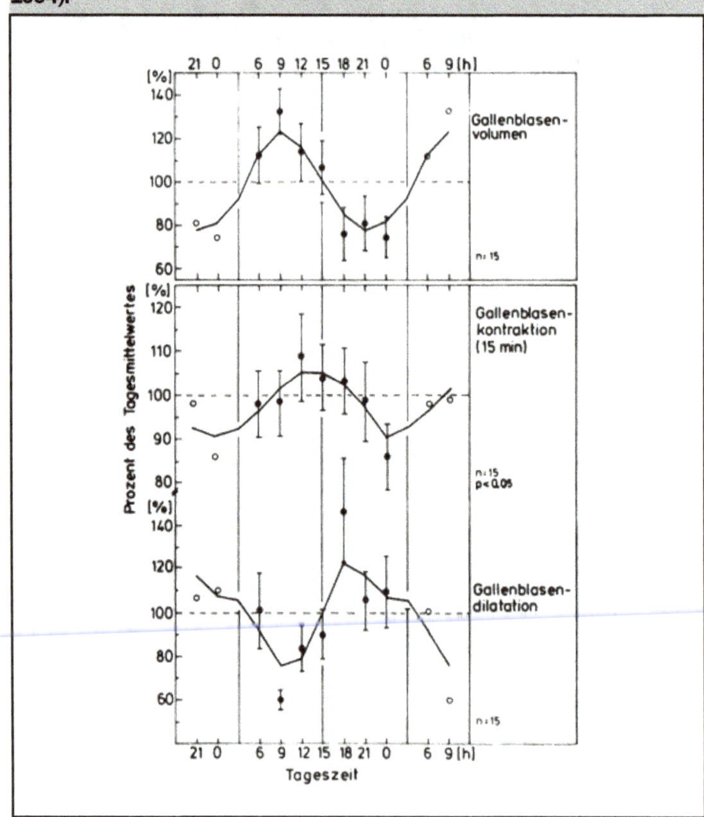52). Tali fluttuazioni sono probabilmente importanti anche per la progettazione di una terapia dietetica cronobiologicamente adeguata.

52: Variazioni medie diurne del metodo dell'eco ultrasonico il volume della cistifellea, la dimensione della contrazione della cistifellea (15 minuti dopo la stimolazione) e la successiva dilatazione (secondo MOORE e colleghi 1994).

La struttura temporale della defecazione è anche soggetta a influenze ritmiche diurne. In ● **53** raccolti i risultati di un sondaggio tra donne e uomini, che mostrano, nonostante numerose influenze inquietanti, che i riassetti vegetativi nell'ambito del ritmo diurno possono delimitare certi modelli preferiti di frequenza di defecazione di 1 giorno (● **54**) (cfr. d'altra parte 43).

● **53: Distribuzione di frequenza temporale delle date di defecazione nelle donne e uomini (secondo i dati di KENNER e colleghi 1995).**

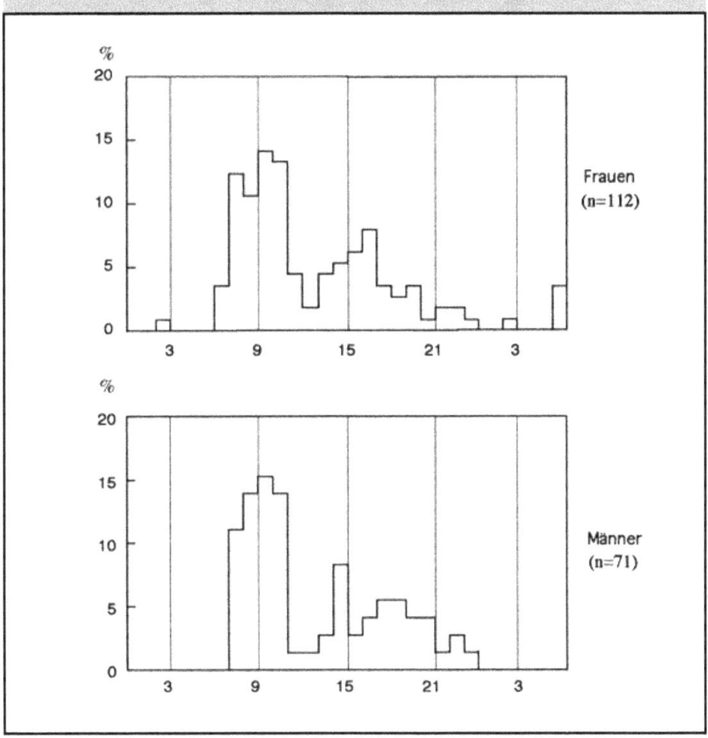

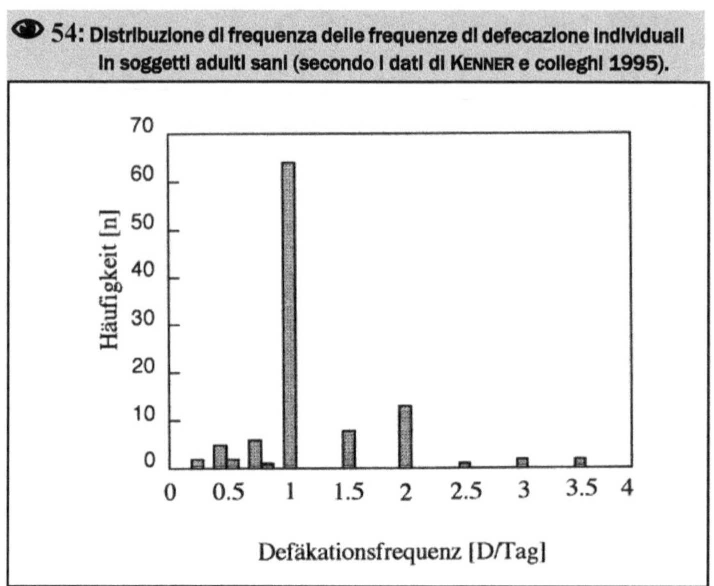

54: Distribuzione di frequenza delle frequenze di defecazione individuali in soggetti adulti sani (secondo i dati di KENNER e colleghi 1995).

5.2.5. Funzione renale, equilibrio idrico ed elettrolitico

L'indagine dei cambiamenti ritmici diurni nella funzione renale dovrebbe essere sempre un obiettivo speciale delle indagini cronobiologiche a causa della semplicità della metodologia. Il prerequisito è una rigorosa distribuzione temporale dell'assunzione di liquidi e l'aderenza a una dieta ritmica. Gli appuntamenti per la minzione (nell'esperimento ritmico quotidiano di solito ogni 2 ore) devono essere rigorosamente rispettati. Fornendo recipienti individuali per la raccolta dell'urina, si deve garantire che anche le porzioni di urina che si verificano al di fuori degli appuntamenti possano essere prese in considerazione.

Il volume dell'urina, il peso specifico (per esempio tramite fuso ad immersione) e l'assorbanza possono essere misurati e registrati indipendentemente dai soggetti. Ulteriori indagini possono essere effettuate riempiendo e congelando un campione definito in un momento successivo (ad esempio il contenuto di elettroliti, l'escrezione di ormoni) (cfr. pag. 77). I risultati attesi sono presentati utilizzando i dati della letteratura in ☞ **55.**

La variazione diurna del volume delle urine con la fase antidiuretica della notte, caratteristica della persona sana, è uno dei primi risultati documentati in letteratura. La variazione media della quantità di urina con il minimo di notte e il massimo alla fine della fase ritmica diurna ergotropa mostrata in ☞ **55** corrisponde ai risultati di numerosi ricercatori (Lit.-Übers. 117; 217). La variazione diurna opposta del peso specifico delle urine e la variazione diurna del valore del pH nelle urine sono state anche confermate in molti casi. Le indagini tageritmiche dell'estinzione fotometrica dell'urina non sono ancora disponibili, ma è probabile che seguano il corso del peso specifico.

Formazione di calcoli urinari di notte

Tra i numerosi costituenti urinari, le sostanze che formano la pietra sono di particolare interesse. Il loro ritmo diurno indica che il pericolo di formazione di pietre deve essere molto maggiore di notte che durante il giorno. I risultati dell'esame dei calcoli urinari con stratificazione giornaliera (☞ **56**) confermano l'opinione che la crescita dei calcoli urinari avviene di notte e che la profilassi e la metafilassi dei calcoli urinari richiedono misure speciali per influenzare le fluttuazioni ritmiche diurne delle sostanze che producono calcoli (83).

In questo contesto, un riferimento speciale dovrebbe anche essere fatto alla possibilità di aumentare facilmente la gamma di risultati degli esami cronobiologici utilizzando le strisce e gli stick test disponibili in commercio.

55: Variazione diurna media dell'escrezione di urina in soggetti sani. persone in condizioni di riposo costante in una camera climatica e assunzione di cibo distribuito uniformemente (dieta ritmica) (secondo GUTENBRUNNER 1989).

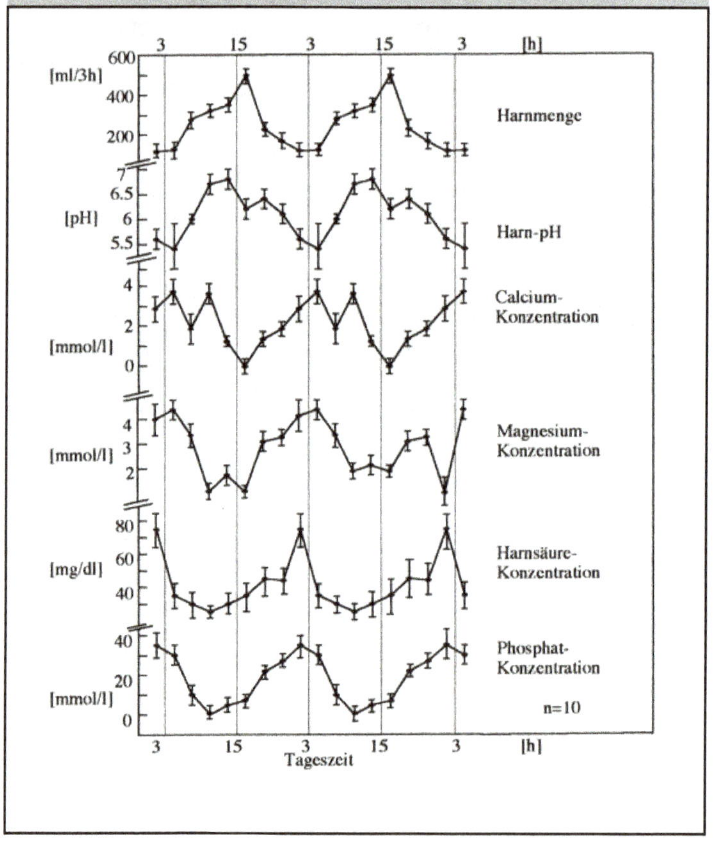

[h]
[ml/3h]
600
400
200
Harnmenge
7
6.5
[pH]
6
5.5
Harn-pH
4
Calcium-
Konzentration
[mmol/l]
2
0
4
Magnesium-
[mmol/l]
3
Konzentration
2
80
Harnsäure-
60
Konzentration
[mg/dl]
40
40
Phosphat-
Konzentration
20
[mmol/l]
n=10
0
3
15
3
15
3
[h]
Tageszeit

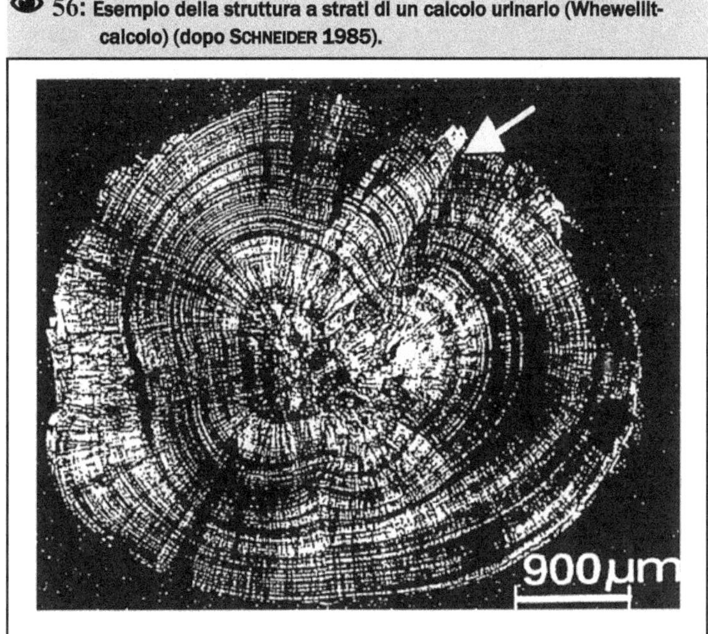

👁 56: Esempio della struttura a strati di un calcolo urinario (Whewellit-calcolo) (dopo SCHNEIDER 1985).

5.2.6. Sangue

Componenti cellulari

La grande variabilità del numero di costituenti cellulari nel sangue circolante è nota da tempo. L'assegnazione delle fluttuazioni spontanee ai riarrangiamenti ritmici diurni dell'organismo è di grande importanza pratica. Numerose indagini (321) hanno portato a risultati coerenti.

I risultati ottenuti nel nostro gruppo di studio su soggetti sdraiati sani (325) si adattano bene ai risultati della letteratura, sono riportati in 👁 57 Il ritmo diurno della conta degli eritrociti, della concentrazione di emoglobina e dell'ematocrito mostra un aumento comune nella metà mattutina della giornata biologica, che raggiunge i massimi giornalieri già tra le 9 e le 15. I minimi di questi tre parametri, dopo la diminuzione nella metà del pomeriggio, sono superati solo alla fine della trofofase nell'intervallo delle ore 3. Il ritmo diurno della conta leucocitaria, invece, è essenzialmente invertito, con il punto più basso a metà della metà mattutina ergofasica intorno alle 9 e il massimo più ampio nella trofofase.

Densità del plasma e del sangue

Le proprietà fisiche del fluido sanguigno sono anche soggette a pronunciate fluttuazioni ritmiche diurne. ☺ **58** mostra le variazioni medie diurne della densità del sangue e del plasma misurate dalla densitometria di massa mentre si è sdraiati e in piedi in un gruppo di soggetti sani (325). Entrambi i parametri misurati aumentano nell'ergofase mattutina e diminuiscono nella trofofase pomeridiana fino alle prime ore del mattino, indicando l'idraemia notturna del sangue, che è nota da molto tempo (217). Notevole è la più forte sovrapposizione dell'andatura ritmica diurna con periodi sottomultipli durante le misurazioni in posizione eretta.

👁 57: Variazione media diurna di ematocrito, contenuto di emoglobina, eritro- La conta dei citi e la conta dei leucociti nel sangue capillare di 6 soggetti di prova sani e reclinati, ognuno dei quali è stato esaminato in tre cicli giornalieri. Le curve tracciate rappresentano il risultato di un livellamento delle mediane di gruppo (secondo VAUTI e collaboratori 1985).

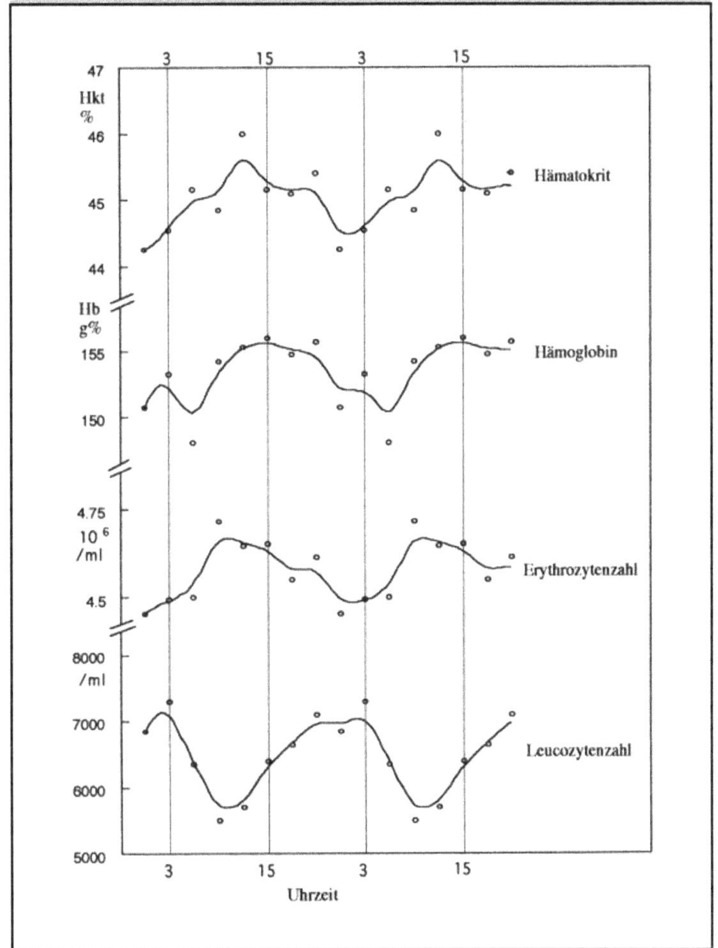
3   15   3   15
47
Hkt
%
46
45
44
Hb
g%
155
150
4.75
10 6
/ml
4.5
8000
/ml
7000
6000
5000
3   15   3   15
Uhrzeit
Hämatokrit
Hämoglobin
Erythrozytenzahl
Leucozytenzahl

58: Variazioni medie giornaliere della massa misurata densitometrica-
mente Valori della densità del sangue e del plasma in posizione sdralata e in
piedi di 6 soggetti sani, ciascuno esaminato in tre cicli giornalieri (secondo
VAUTI e collaboratori 1985).

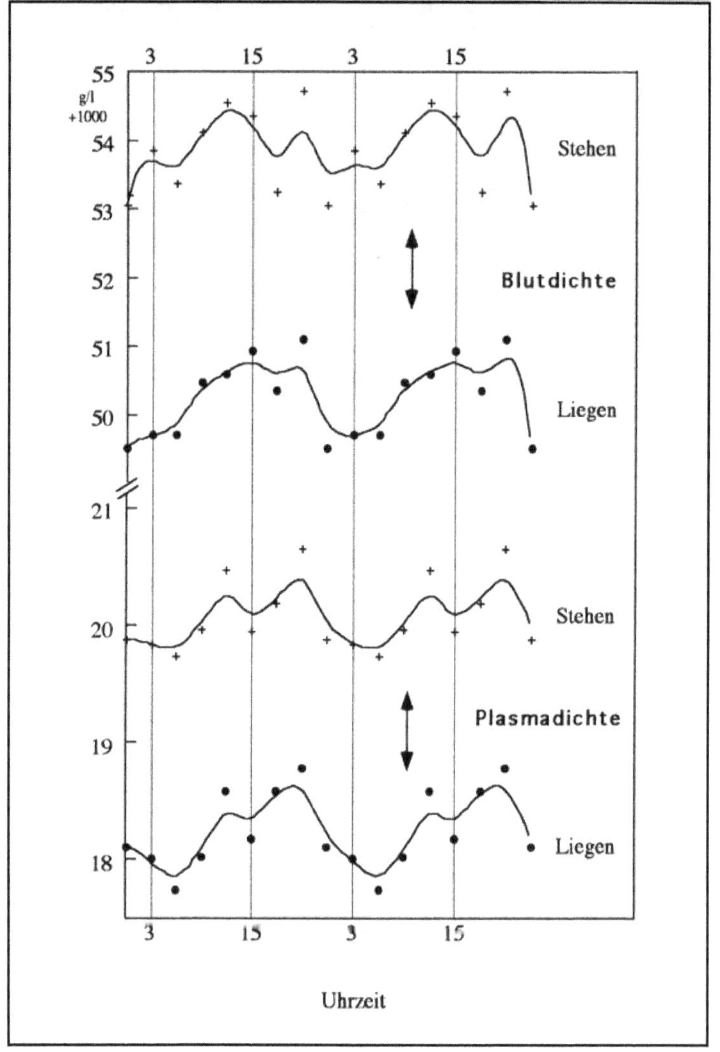

5.2.7. Prestazioni fisiche

5.2.7.1 Nota preliminare

I parametri delle prestazioni fisiche possono anche essere inclusi in un test pratico per le influenze del ritmo diurno. Questo vale soprattutto per quei parametri che possono essere misurati nel contesto delle sollecitazioni a breve termine. Gli stress test di lunga durata e di alta intensità, d'altra parte, sono possibili solo se le pause tra le singole date di misurazione sono sufficientemente dimensionate per il recupero. Per esempio, i carichi ergometrici fino a 100-120 watt dovrebbero essere eseguiti con intervalli di almeno due ore, durante ognuno dei quali deve essere osservato un rigoroso periodo di riposo. Una disposizione intermittente delle date di misurazione con distribuzione su più giorni può essere vantaggiosa in questo caso.

5.2.7.2 Potenza muscolare

Le misurazioni delle fluttuazioni ritmiche diurne della forza muscolare possono essere effettuate con brevi intervalli di misurazione. ☛ **59** mostra la variazione media giornaliera della forza massima isometrica di tre diversi gruppi muscolari da tre serie di prove con una curva di compensazione corrispondente (spline). In media, c'è un ritmo diurno di notevole ampiezza. Il massimo si trova dalle 15 del pomeriggio, il minimo passa intorno alle 3 di notte. C'è ovviamente una stretta connessione qui con il corso diurno della prontezza delle prestazioni mentali o della vigilanza, che può essere letto in ☛ **61** (274), ad esempio dal corso del tempo di reazione.

5.2.7.3 Prestazione continua

In 👁 **60** risultato di un test della capacità di lavoro fisico sul cicloergometro (capacità di lavoro fisica, 330) è tracciato nel corso della giornata, dove sono stati osservati intervalli di misurazione di 2 ore con fasi di riposo rigorose e assunzione di cibo distribuita in modo uniforme. C'è la sorprendente constatazione che la capacità di lavoro ad una frequenza di polso definita non funziona durante il giorno, ma di notte nella zona delle 3 del massimo. Il minimo si trova in media nelle ore pomeridiane. Risultati identici sono offerti dalla letteratura, soprattutto per i test di performance nel range di stress medio, mentre nessuna variazione ritmica diurna affidabile è stata trovata per le alte intensità di stress e gli esami vita-maxima (174; 346). Questo è probabilmente dovuto al fatto che l'influenza del cambio vegetativo complessivo è particolarmente importante quando il sistema vegetativo è in equilibrio a metà. Nel caso di escursioni ergotrope estreme con attivazione delle riserve autonomamente protette dai carichi massimi, d'altra parte, le fluttuazioni fisiologiche indotte dalla vegetazione non sono più prevedibili.

Il confronto con il corso diurno della vigilanza nel 👁 **61** misurato dal tempo di reazione rivela una relazione di fase praticamente significativa delle due aree funzionali. Secondo questo, il massimo della prestazione, che si basa sull'impostazione estremamente trofotropica del sistema vegetativo durante la notte, è accuratamente protetto dallo sfruttamento dal minimo simultaneo della prontezza della prestazione mentale, al fine di garantire il recupero notturno e la rigenerazione in vista del giorno seguente. La perturbazione di questa relazione di fase, come può essere imposta soprattutto dal lavoro notturno, deve sempre risultare in deficit di recupero, a meno che non ci sia una corrispondente risincronizzazione della ritmicità circadiana (125; 134). Il test della capacità di resistenza dei singoli gruppi muscolari durante il carico dinamico unilaterale su un ergometro per dita è già stato dimostrato in studi più vecchi.

Il massimo fisiologico notturno della capacità di resistenza muscolare è mostrato negli studi (24) (👁 **60**).

👁 **59:** Variazione media giornaliera della forza massima isometrica in tre ver-diverse modalità di esame (secondo i dati di RIECK e collaboratori 1985).

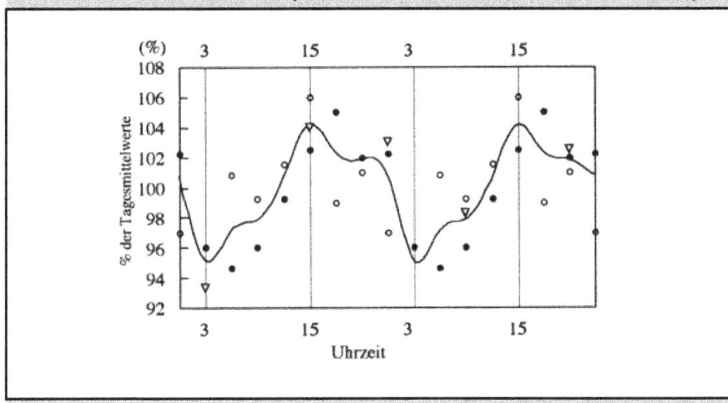

👁 **60:** In alto: variazione media giornaliera della capacità di lavoro fisico (PWC) (WAHLUND 1948) per 170 pulsazioni/min di 20 soggetti sani a 2 ore di controllo (dopo VOIGT e colleghi 1968). In basso: Variazione media giornaliera della capacità di lavoro muscolare sull'ergometro a dita di 12 soggetti a 2 ore di controllo (secondo BOCHNIK 1968).

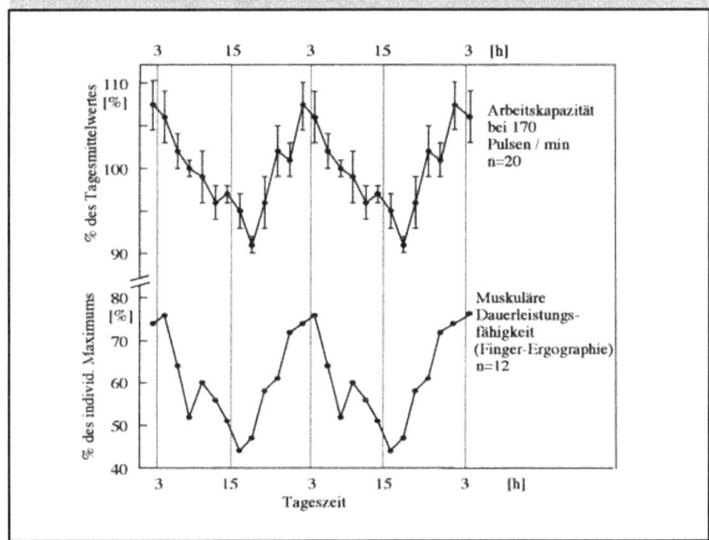

61: Confronto delle variazioni medie diurne del tempo di reazione a-custica e la capacità fisica di lavoro (PWC) per 170 impulsi/min. Il coeffi-ciente di correlazione per il rapporto delle due curve è r=0,866 (p<0,001) (secondo Volgt e collaboratori 1968).

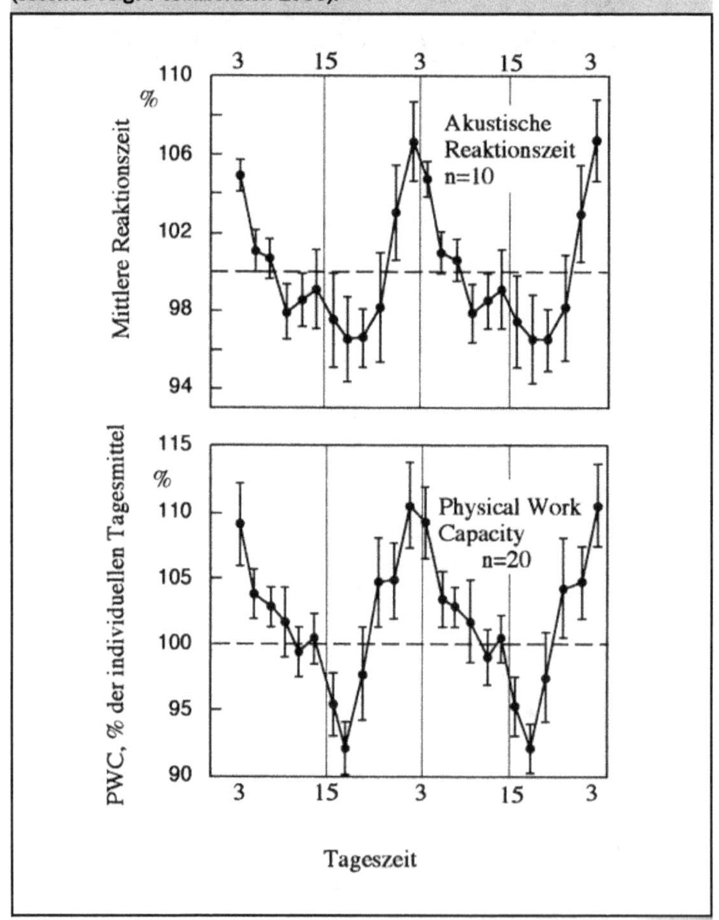

5.2.7.4 Effetti della formazione

Con un dispendio di tempo corrispondentemente maggiore, in casi speciali (medicina dello sport) si possono anche visualizzare le fluttuazioni ritmiche diurne nell'allenabilità della forza muscolare e delle prestazioni di resistenza, ad esempio attraverso la disposizione appropriata dell'attivazione e del controllo dei cambiamenti adattativi.

● 62 mostra, come esempio, la differenza di guadagno di forza durante l'allenamento muscolare isometrico in 4 gruppi diversi allenati per 7 giorni consecutivi in diversi momenti della giornata e controllati fino al 49° giorno (81).

● 63 mostra l'aumento delle prestazioni di resistenza durante l'allenamento equamente dosato sul tapis roulant ergometro in diversi momenti della giornata, con i massimi aumenti delle prestazioni fisiche (W 130) ottenuti a mezzogiorno e soprattutto verso sera (19). Risultati simili sono stati ottenuti anche quando si riqualificano i pazienti infartuati, soprattutto nelle prime fasi della riabilitazione (45).

● 63: Corso medio della capacità di lavoro fisico (PWC 130) durante un allenamento di 4 settimane di tre gruppi di soggetti sani. soggetti di ricerca che hanno esercitato sul tapis roulant ergometro in diversi momenti della giornata (dopo BAIER & Rompel 1977).

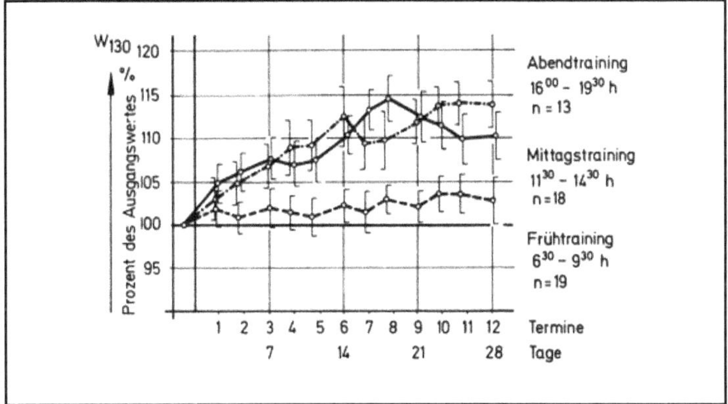

62: Variazione giornaliera del successo relativo medio dell'allenamento (aumento del forza muscolare massima) durante e dopo un allenamento di forza muscolare isometrica di 7 giorni di 3 diversi gruppi muscolari di 4 soggetti ciascuno, che si sono allenati alle ore 3.00, 9.00, 15.00 e 21.00. Per una migliore visione d'insieme, i dati dell'allenamento delle 3.00 sono tracciati due volte (secondo i dati di HILDEBRANDT e collaboratori 1977).

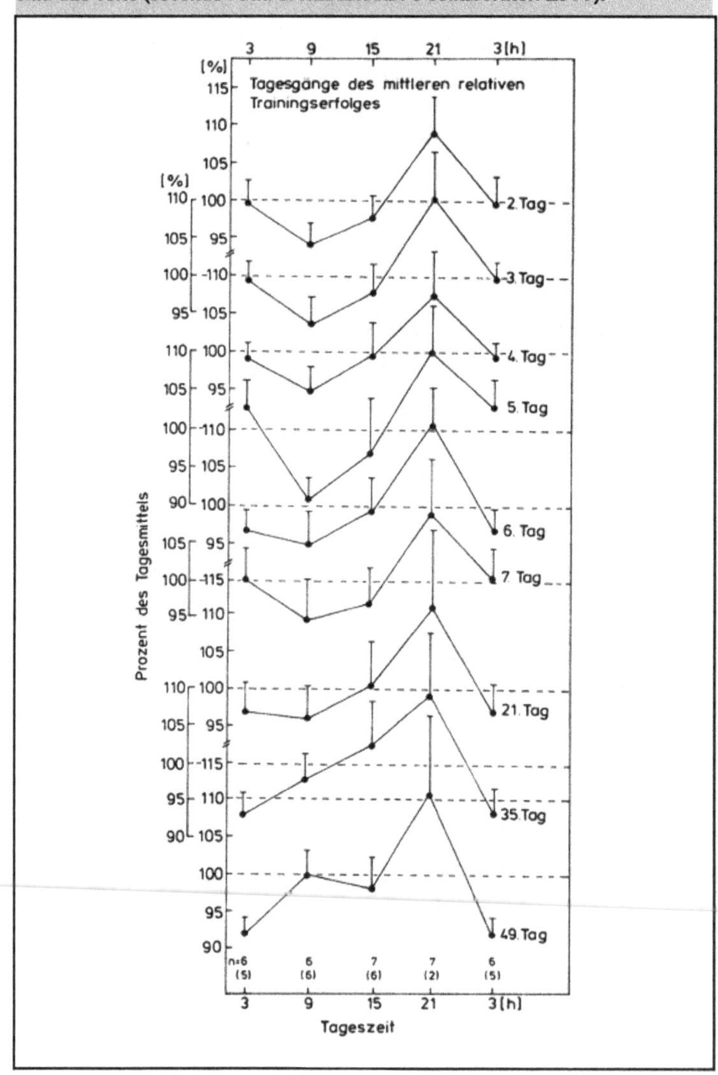
[%]
Tagesgänge des mittleren relativen Trainingserfolges
Prozent des Tagesmittels
2.Tag
3.Tag
4.Tag
5.Tag
6.Tag
7.Tag
21.Tag
35.Tag
49.Tag
n=6
(5)
6
(6)
7
(6)
7
(2)
6
(5)
Tageszeit

Poiché lo stimolo adattogeno dell'allenamento di resistenza è la privazione di ossigeno, è interessante in questo contesto notare che anche con l'esposizione alla privazione di ossigeno nella camera a pressione negativa in 4 momenti diversi della giornata, la risposta eritropoietica era maggiore nei soggetti esposti a mezzogiorno e alla sera (👁 **64**; 187).

Eritropoiesi diurna

👁 **64:** *Sinistra:* Cambiamenti medi nei reticolociti, nella conta degli eritrociti e nel contenuto di emoglobina nella quarta settimana dopo l'esposizione alla pressione negativa (altitudine nominale 2000 m) in due soggetti esposti in ciascuno dei sei giorni consecutivi alle 6.00, 12.00, 18.00 o 24.00 h (secondo HECKMANN e collaboratori 1979). *A destra:* cambiamenti medi nelle prestazioni fisiche dopo 4 settimane di allenamento di resistenza in diversi momenti della giornata (dopo BAIER & Rompel 1977). Le parentesi indicano l'errore medio del valore medio.

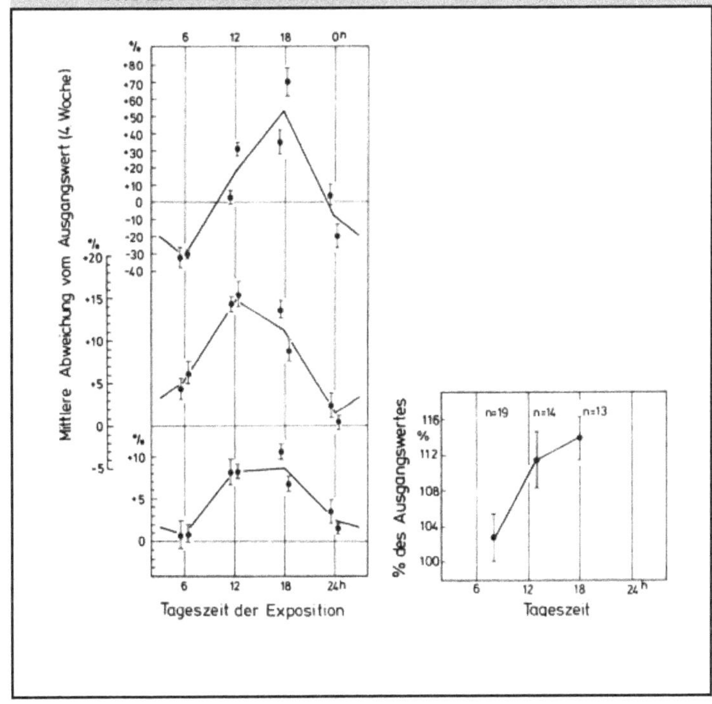

5.2.7.5 Dimensioni del corpo, turgore del tessuto connettivo

In considerazione della complessità dei cambiamenti ritmici diurni, che suggerisce che non ci sono praticamente funzioni che non siano coinvolte, la selezione di ulteriori parametri per gli esperimenti cronobiologici sugli esseri umani può essere fatta principalmente dal punto di vista della praticabilità dei metodi di misurazione, ma anche in relazione all'interesse generale.

☜ 65 mostra, per esempio, il risultato medio delle misurazioni dell'altezza del corpo in un test di 24 ore. Le misurazioni ottenute in posizione eretta mostrano un massimo al mattino e una diminuzione continua nel corso della giornata (cfr. 150). L'ipotesi che questo sia una conseguenza del carico ortostatico sui dischi intervertebrali (336) può già essere messa in dubbio dal fatto che i soggetti nell'esperimento di 24 ore descritto dovevano sdraiarsi tra ogni misurazione. Un'ulteriore prova che è il risultato di una fluttuazione ritmica diurna spontanea del turgore del tessuto connettivo viene dal fatto che le fluttuazioni delle circonferenze articolari sulle dita che non sono caricate ortostaticamente mostrano anche lo stesso modello diurno. Secondo i risultati della letteratura, la nota manifestazione mattutina della rigidità articolare nei reumatici è corrispondentemente invertita, il che suggerisce un coinvolgimento sistemico dello stato di gonfiore del tessuto connettivo dell'intero corpo nel ritmo diurno.

65: Variazioni ritmiche diurne del turgore del tessuto connettivo, indicate sulla base della rigidità soggettiva delle articolazioni, della circonferenza delle articolazioni e delle dimensioni del corpo (secondo i dati di vari autori; da HILDEBRANDT 1988).

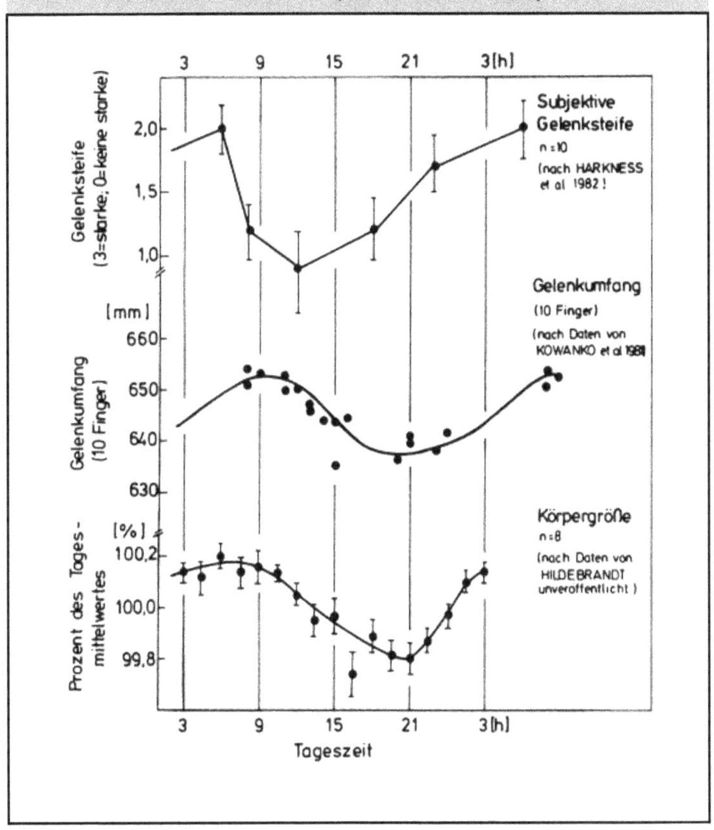

5.2.8.

Prestazioni mentali e sensoriali

5.2.8.1 Nota preliminare

Tra i cambiamenti ritmici diurni, il cambiamento spontaneo tra la veglia e il sonno è il fenomeno più evidente. Tuttavia, i gradi di libertà di questo sintomo ritmico diurno sono molto più grandi (per esempio, "sonnellini" interpolati, sonnellini di mezzogiorno) di entrambe le misure vegetative (349; 350). Si discute quindi se il ciclo sonno-veglia, che si conserva anche sotto esclusione del timer nell'esperimento di isolamento, sia controllato da uno speciale "oscillatore" che è solo più o meno strettamente accoppiato al ritmo delle conversioni vegetative (26; 27; 40; 342).

I protocolli del sonno risultanti dagli esami cronobiologici possono essere disturbati da una partecipazione autometrica delle persone in esame alle date di misurazione. Al contrario, è molto più informativo avere il rispettivo grado di stanchezza, la vigilanza soggettivamente percepita o il bisogno di dormire stimato su scale predefinite. Di seguito, quindi, viene compilata una selezione di risultati correlati da un esperimento e dalla letteratura pertinente. A seconda dell'attrezzatura necessaria, questi dati possono essere completati e comprovati da misurazioni oggettive (302).

5.2.8.2 Tempo di reazione, attenzione, coordinazione sensorimotoria

La registrazione oggettiva di queste fluttuazioni tageritmiche della vigilanza è già riuscita con il semplice metodo del test di caduta lineare. In ● 66 risultati medi di un tale test di gruppo di 24 ore sono confrontati con quelli riportati in letteratura con metodi più elaborati di misurazione del tempo di reazione acustica. Il confronto mostra che, ad eccezione della diversa espressione del diurno ampiezza c'è un ottimo accordo.

Il massimo dei tempi di reazione o il minimo della velocità di reazione in entrambe le serie di esperimenti è alle 3 di notte, il minimo del tempo di reazione più ampio nelle prime ore del pomeriggio. La coordinazione motoria o la performance sensorimotoria è stata testata nelle prove pratiche con un test del labirinto (cfr. pag. 78), e i risultati delle misurazioni dei test di tapping e dei test di inseguimento del bersaglio (test del rotore di inseguimento) sono stati utilizzati per il confronto. I risultati sono compilati in ☜ **66.** Tutti i metodi mostrano in accordo il minimo notturno della vigilanza nella fascia stretta intorno alle 3, ed è chiaro anche il corso della giornata con un ampio massimo di prestazione, che è parzialmente diviso da una depressione di mezzogiorno.

Lavello di mezzogiorno

5.2.8.3 Prestazioni cerebrali: Ritenzione, potenza di calcolo (test di Düker).

Naturalmente, le varie prestazioni cerebrali sono anche soggette a fluttuazioni tageritmiche corrispondenti a causa della forte dipendenza dal livello di vigilanza. In letteratura, per esempio, sono riportati cambiamenti nella velocità di calcolo e nella ritenzione. Questi possono essere visualizzati con metodi altrettanto semplici e meno dispendiosi in termini di tempo (63; 64; 65) (☜ **67**). La misura in cui i noti cambiamenti ultradiani di lateralità nel flusso sanguigno centrale, come appaiono anche nel ritmo della respirazione nasale, sono associati a cambiamenti lato-specifici nelle prestazioni cerebrali è attualmente in discussione (269).

Cambiamento laterale circolazione centrale

66: Cambiamenti circadiani nel tempo di reazione medio misurato con il test di caduta del righello (a: dati da Voigt et al. 1968 sono sovrapposti ai dati di un esperimento di seminario) così come la lunghezza della traccia nei test del labirinto (b: dati di un esperimento di seminario) (media ± SEM, n = 12) e le prestazioni nel test di inseguimento del bersaglio (c: Deviazione dalla media giornaliera individuale, dati da Jansen et al. 1966) e le prestazioni nel test di tapping (d: secondo i dati di Aschoff e collaboratori 1972).

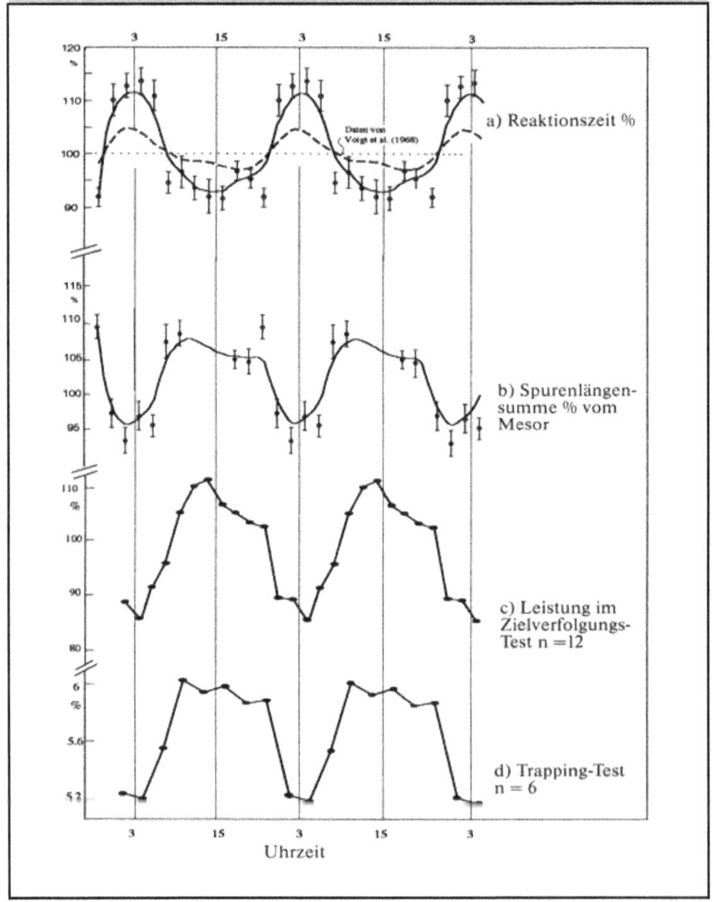

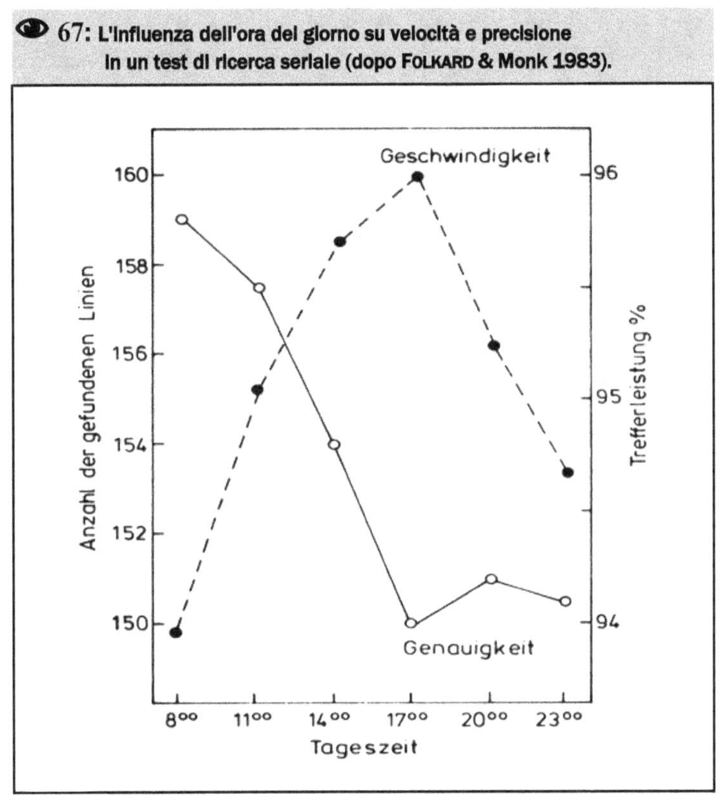

5.2.8.4 Prestazioni sensoriali: Acuità visiva, sensibilità al dolore, effetti placebo.

Il test delle prestazioni sensorimotorie lascia inizialmente aperta la misura in cui le componenti afferenti-sensoriali sono coinvolte nelle fluttuazioni ritmiche diurne. Nel quadro di esercizi pratici, l'acuità visiva (risoluzione spaziale) e la sensibilità al dolore, per esempio, potrebbero essere controllate nel corso della giornata.

La parte superiore del 👁 **68** risultati dei test di acuità visiva e li confronta con i dati della letteratura, che non sono stati ottenuti in un test continuo di 24 ore, ma in una disposizione intermittente con pause di una settimana tra le singole misurazioni. C'è un buon accordo di principio tra i risultati e i dati della letteratura. I minimi notturni di entrambe le curve si trovano insieme nella fascia delle ore 3, i massimi diurni tra le ore 12 e le ore 16. Il basso piombo di fase del ritmo diurno nei dati pratici può avere varie cause, che in parte riguardano la diversa metodologia, ma in parte anche le differenze individuali della posizione della fase circadiana (tipo mattina, tipo sera).

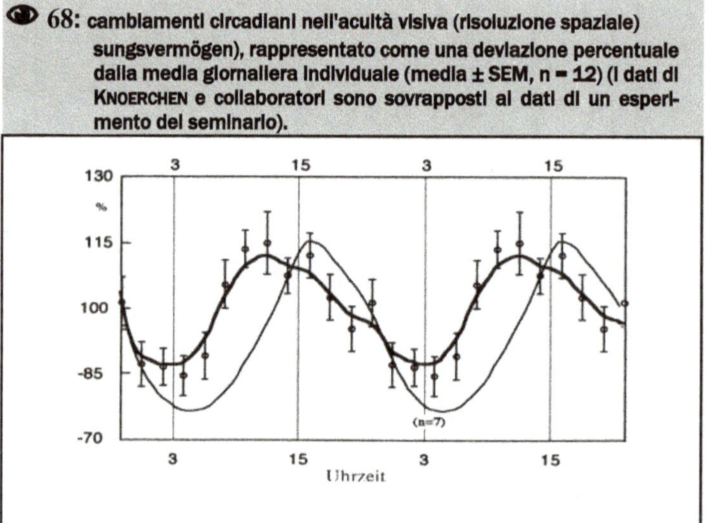

👁 **68:** cambiamenti circadiani nell'acuità visiva (risoluzione spaziale) sungsvermögen), rappresentato come una deviazione percentuale dalla media giornaliera individuale (media ± SEM, n = 12) (i dati di KNOERCHEN e collaboratori sono sovrapposti ai dati di un esperimento del seminario).

La variazione media diurna della soglia del dolore *epicritico* (puntura di spillo) della pelle del polpastrello trovata nella stessa serie di esperimenti è mostrata in 👁 **69**. Di conseguenza, la soglia di sensibilità determinata in questo modo mostra un massimo ritmico diurno (nel senso di sensibilità ridotta) di notte nella zona delle ore 3, la soglia minima durante il giorno durante le ore di mezzogiorno nel senso della maggiore sensibilità epicritica al dolore. Così, questa fluttuazione ritmica diurna è plausibilmente legata alla vigilanza.

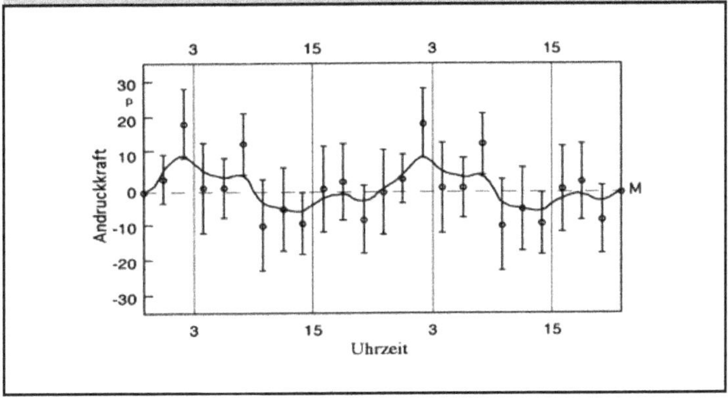

69: Cambiamenti circadiani nell'onda di dolore epicritica, misurata con il pinprick test e presentata come deviazione dalla media giornaliera individuale (M = 358 stagno, media ± SEM, n = 12) (dati di un esperimento di seminario).

La determinazione della soglia del dolore *protopatica* testando la sensibilità allo stimolo freddo dei denti si dimostra molto incline all'errore per gli esaminatori inesperti. I risultati della letteratura sulle interrelazioni ritmiche diurne tra la sensibilità al dolore epicritica e protopatica saranno quindi utilizzati qui. Come si ◉ 70 può vedere, i cambiamenti ritmici diurni di entrambe le qualità di dolore sono sorprendentemente opposti, anche quando si utilizzano metodi di misurazione diversi, in quanto la sensibilità al dolore epicritico è al suo massimo durante il giorno nelle ore di mezzogiorno, mentre la sensibilità al dolore protopatico è al suo massimo di notte nella fascia delle 3. Metodologicamente, bisogna notare che la soglia del dolore protopatico sui denti anteriori dà risultati lievi in presenza di stimolazione elettrica e termica (◉ 70, coppia di curve superiore). La variazione diurna della sensibilità epicritica è anche rappresentata nella determinazione della sensibilità tattile dei denti anteriori nel test di confronto a coppie dello spessore del filo.

Sensibilità al dolore epicritica vs. protopatica

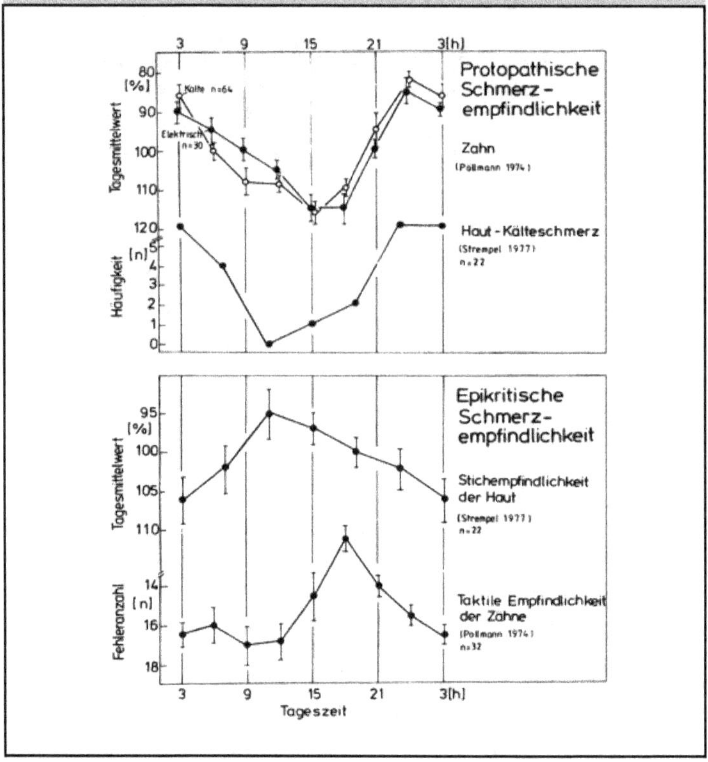

70: Variazione diurna della sensibilità al dolore protopatica (*in alto*) e la sensibilità al dolore epicritica (*sotto*) (da HILDEBRAND e collaboratori 1993).

In questo contesto, è anche interessante il fatto che l'influenza dei farmaci e della somministrazione di placebo sulla sensibilità al dolore varia diurnamente (vedi ● **73,** p. 146). Come mostra il ● **71,** la durata d'azione dell'anestesia locale è anche soggetta a notevoli variazioni ritmiche diurne con un massimo nella fascia delle 3 del pomeriggio.

71: Durata media dell'azione di un anestetico locale nel contesto di dei trattamenti di chirurgia orale dopo l'infezione in diversi momenti della giornata. Le parentesi indicano l'intervallo dell'errore medio dei valori medi (dopo PÖLLMANN 1984).

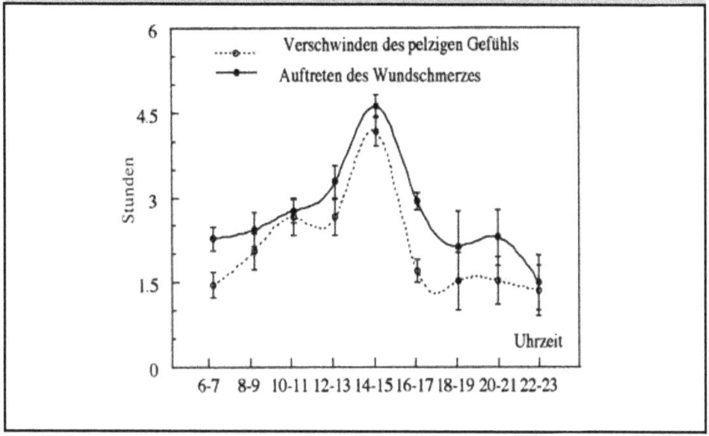

Andamento diurno dell'effetto analgesico

L'effetto di una compressa dell'analgesico Novalgin® è anche molto diverso nelle diverse ore del giorno, come mostra il ☞ **72** (sopra) con la dimensione delle deviazioni positive della soglia del dolore protopatico dei denti dal loro corso ritmico diurno spontaneo.

Anche l'effetto di innalzamento della soglia della somministrazione di placebo è soggetto a questa influenza ritmica diurna (☞**73**). Diventa minima nella regione del minimo notturno della soglia del dolore protopatico (sensibilità massima), mentre durante il giorno gli effetti placebo considerevoli aumentano la soglia del dolore per ore e ore. Secondo gli studi di PÖLLMANN e HILDEBRAND (253), l'effetto placebo può rappresentare fino al 50% del sollievo dal dolore medicinale durante il giorno, mentre di notte rappresenta meno del 10% (☞ **73**).

72: Corso medio del tempo di utilizzo dello stimolo freddo per l'innesco del dolore a un incisivo centrale mascellare sano dopo la somministrazione di un analgesico (Novalgin®) (in alto) e un placebo (in basso) in sei momenti diversi della giornata in 22 soggetti sani. I valori misurati prima dell'applicazione sono legati alla variazione diurna spontanea della soglia del dolore. Le parentesi indicano la gamma dell'errore medio dei valori medi. Ordinato in percentuale della media giornaliera individuale (dopo PÖLLMANN & HILDE-BRANDT 1979; Pöllmann 1980).

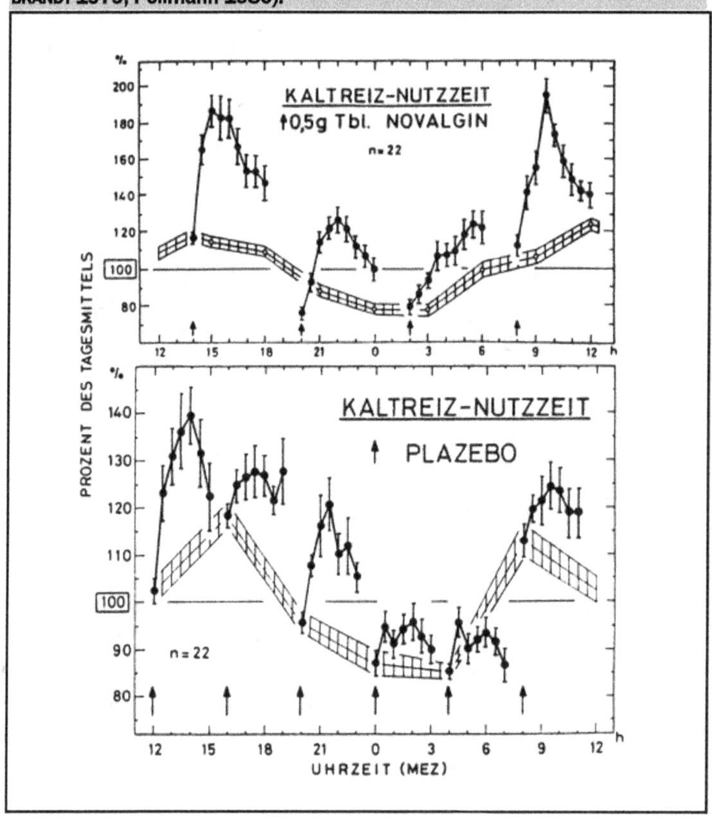

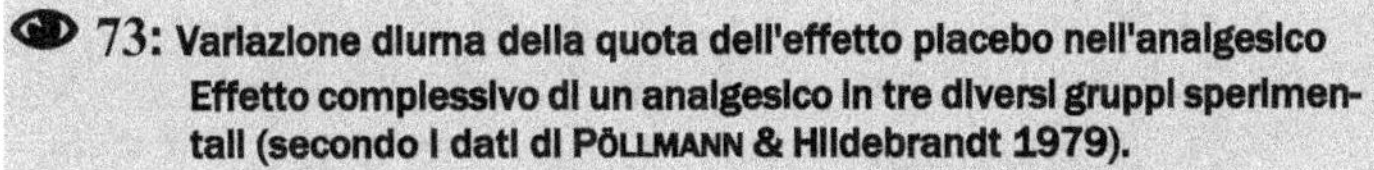

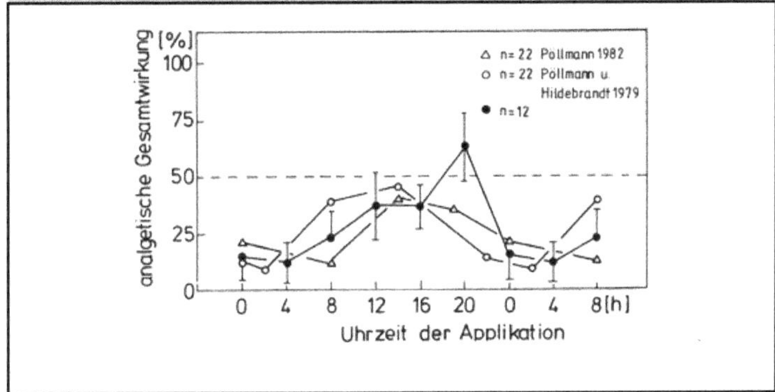

5.2.8.5 Umore, pulsione, irrequietezza interiore ("nervosismo")

In ● 74 variazioni medie giornaliere dei valori della scala stimati soggettivamente di umore, pulsione e nervosismo sono compilati da una pratica diurna ritmica di gruppo. In ogni caso, sono state date scale di stima in 17 parti.

Per i primi due parametri, c'è un ritmo diurno coerente e distinto con un minimo nell'intervallo delle 3 di notte, mentre il massimo si verifica nell'intervallo dalle 11 alle 16 a metà giornata.

Nelle variazioni medie diurne dell'umore e della pulsione, ci sono indicazioni di sovrapposizioni con i periodi ultradiani (periodi di 12 e 8 ore). Un esame più attento dei valori stimati ha rivelato anche indicazioni di un'influenza del livello individuale sul ciclo diurno. L'andamento diurno del nervosismo riflette il grado di spinta adrenergica, il cui massimo giornaliero si trova nella fascia delle 3 del pomeriggio.

74: cambiamenti circadiani nell'umore medio, medio drive, nervosismo
medio (media ± SEM, n = 12), presentato come deviazione dalla media giornaliera individuale (secondo i dati di un esperimento di seminario).

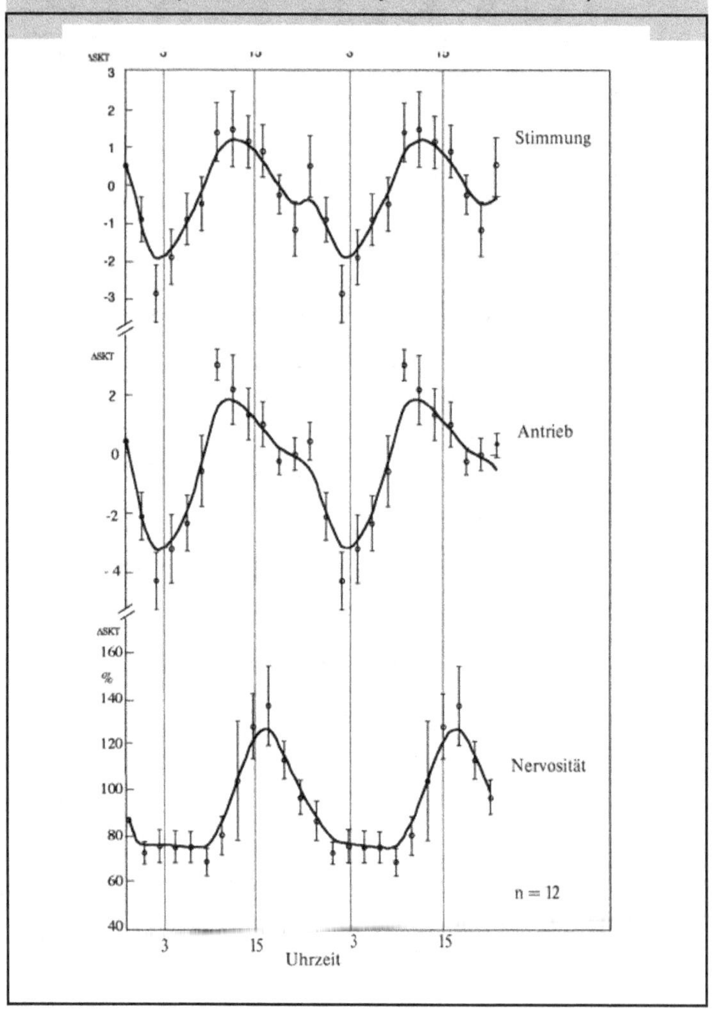
Stimmung
Antrieb
Nervosität
n = 12
Uhrzeit
3
15
3
15

5.2.9. Stato ormonale nel ritmo giornaliero

Secrezione ormonale: episodi con struttura temporale ritmica ultradiana

La determinazione dei livelli di ormone nella saliva spontanea e stimolata ha notevolmente ampliato le possibilità di ottenere informazioni sullo stato ormonale e il metabolismo con mezzi non sanguigni (ad esempio, cortisolo, callicreina, lattoferrina) (318; 321). Di particolare importanza è la dimostrazione che la produzione e il rilascio di numerosi ormoni non sono continui ma assumono la forma di episodi intermittenti con struttura temporale ritmica ultradiana, ciascuno con il proprio contenuto informativo. Questo fatto pone elevate esigenze per un'adeguata registrazione e valutazione delle funzioni ormonali da un punto di vista cronobiologico (166; 329; 331).

5.2.10. L'inizio del travaglio e la frequenza delle nascite

"Timer sociale dell'inizio del travaglio".

È noto da tempo che il processo di nascita è soggetto a influenze ritmiche diurne. Il massimo della frequenza temporale dell'inizio del travaglio in condizioni fisiologiche spontanee è da 0 a 2 ore di notte, e il massimo della frequenza del parto è nell'intervallo tra le 4 e le 8 (👁 75, a sinistra). Questo ordine ritmico naturale è tuttavia completamente oscurato dall'influenza mascherante degli interventi che controllano artificialmente, così che i massimi di frequenza della nascita e dell'inizio del travaglio sono oggi in molti casi adattati alle condizioni del lavoro medico diurno (👁 75, destra).

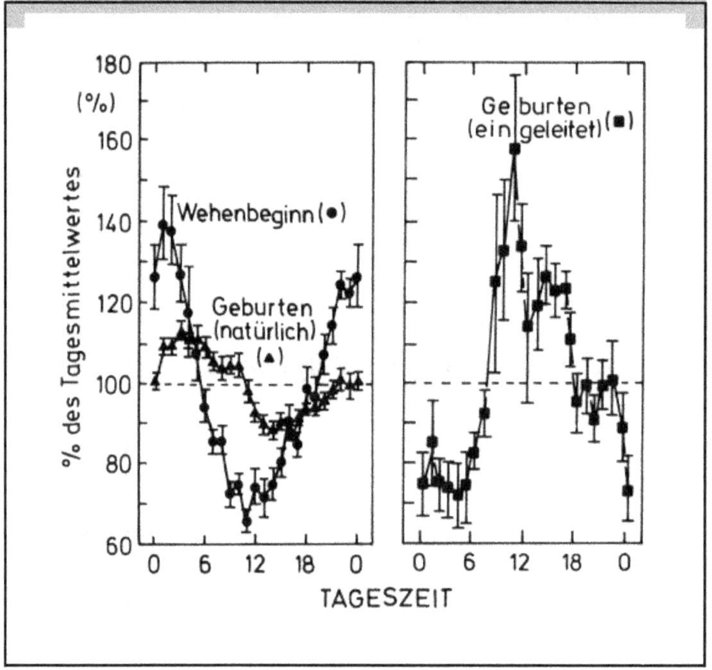

75: Modello di frequenza circadiana dell'inizio spontaneo del travaglio e nascite spontanee (sinistra) e la frequenza diurna del travaglio indotto e delle nascite (destra). Compilazione di numerosi rapporti (dopo SMOLENSKY e collaboratori 1972).

5.3. Ritmi ultradiani

5.3.1 Generale

I ritmi della gamma ultradiana sono soggetti a un ordine autonomo di frequenza e di fase (coordinazione). Per trasmettere una comprensione delle caratteristiche di questa gamma di frequenze, è quindi necessario, oltre a una descrizione puramente fenomenologica dei ritmi più facilmente accessibili, fornire anche esempi delle loro correlazioni d'ordine.

alla rappresentazione. In 👁 **76** uno spettro di ritmi ultradiani negli esseri umani è compilato, dove funzionalmente tre aree possono essere distinte (sistemi metabolici, sistemi di trasporto e distribuzione ritmica, sistema di informazione). Come mostra il tratteggio orizzontale, le azioni ritmiche del sistema nervoso hanno la più grande gamma di variazione nella loro frequenza. Sono responsabili del trasporto e dell'elaborazione delle informazioni indicando il livello momentaneo di eccitazione attraverso la modulazione di frequenza. Solo durante il sonno i ritmi del sistema nervoso centrale sono parzialmente sincronizzati a certe bande di frequenza dell'EEG.

Modulazione ritmi ultradiani

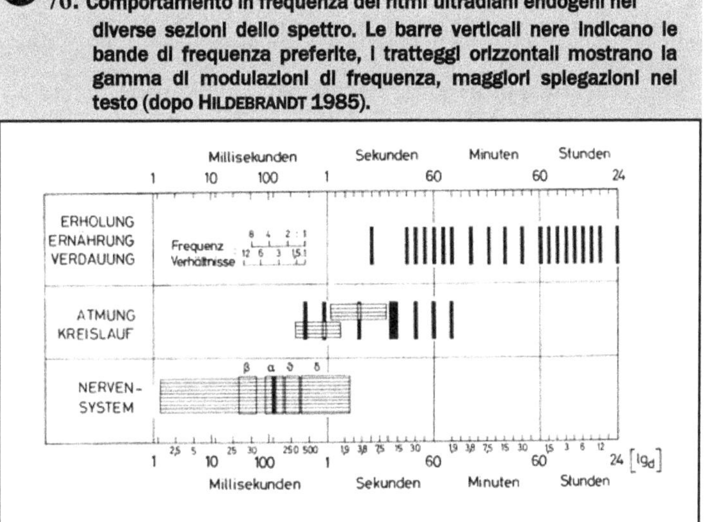

👁 **76: Comportamento in frequenza dei ritmi ultradiani endogeni nei diverse sezioni dello spettro. Le barre verticali nere indicano le bande di frequenza preferite, i tratteggi orizzontali mostrano la gamma di modulazioni di frequenza, maggiori spiegazioni nel testo (dopo HILDEBRANDT 1985).**

Al contrario, i ritmi a onde più lunghe del sistema metabolico preferiscono certe bande di frequenza che sono in rapporto intero tra loro. Sono mostrati come bande nere nella figura. Per alcuni di essi sono stati dimostrati meccanismi di stabilizzazione, ad esempio per quanto riguarda la dipendenza dalla temperatura. Con il logaritmico in ascissa, le relazioni a frequenza singola intera date nella parte superiore sinistra della figura si applicano in tutte le parti dello spettro. Per mantenere costante questo ordine temporale, le funzioni ritmiche tendono a rispondere alle perturbazioni con cambiamenti nelle relazioni di fase, mentre i cambiamenti di frequenza sono elaborati da salti di frequenza in altre bande preferite del sistema armonico. Questi ritmi del sistema metabolico sono caratterizzati da risposte di fase che portano a moltiplicazioni o de-moltiplicazioni di frequenza.

Nella gamma media, le funzioni ritmiche dei sistemi di trasporto e distribuzione mostrano sia modulazioni di frequenza che salti di frequenza tra le bande date del sistema armonicamente ordinato durante il carico funzionale.

Per quanto riguarda le interazioni delle varie funzioni ritmiche, secondo questi principi strutturali ci si aspetta che i rispettivi ritmi più lenti agiscano su quelli più veloci preferibilmente nel senso della modulazione di frequenza, mentre i rispettivi ritmi più veloci possono evocare risposte di fase dei ritmi più lenti e produrre così certi fenomeni di accoppiamento di fase. Entrambi i fenomeni, la coordinazione di frequenza e la coordinazione di fase, sono al servizio dell'economia del sistema (158).

5.3.2. Ritmi di latitudine, latitudine del naso

La più facile da seguire è la sequenza ritmica del cambiamento laterale spontaneo della respirazione nasale, in cui normalmente circa l'80% della ventilazione totale avviene attraverso una sola narice (176). Il cambiamento spontaneo dei lati che si verifica rapidamente può anche essere attivato in modo reattivo da stimoli meccanici che enfatizzano il lato (ad esempio, pizzicando la pelle del tronco), in modo che gli "effetti di mascheramento" del cambiamento ritmico spontaneo dei lati devono essere evitati con particolare attenzione (189).

La possibilità di rintracciare il sottostante ritmo laterale della circolazione, che determina la distribuzione del flusso respiratorio attraverso i rigonfiamenti della cavità nasale (315), anche sul flusso sanguigno periferico o sulle differenze di temperatura deve essere sottolineato (17).

Lateralità della respirazione nasale

👁 77 mostra alcuni esempi selezionati della sequenza ritmica del cambiamento del lato della respirazione nasale, per cui si possono identificare notevoli differenze interindividuali nella durata dei periodi. Tuttavia, i sottomultipli del periodo di 24 ore sembrano essere preferiti, più frequentemente una periodicità di 8 ore (176). Quando il ritmo siderale viene mostrato ripetutamente su una stessa persona di prova, anche a intervalli più lunghi, le fasi concordano a tal punto che si può ipotizzare un accoppiamento a cambiamenti diurni ritmicamente sincronizzati (👁 78).

👁 77: **Variazione diurna del lato del naso nel controllo semiquantitativo (dopo HILDEBRANDT 1956).**

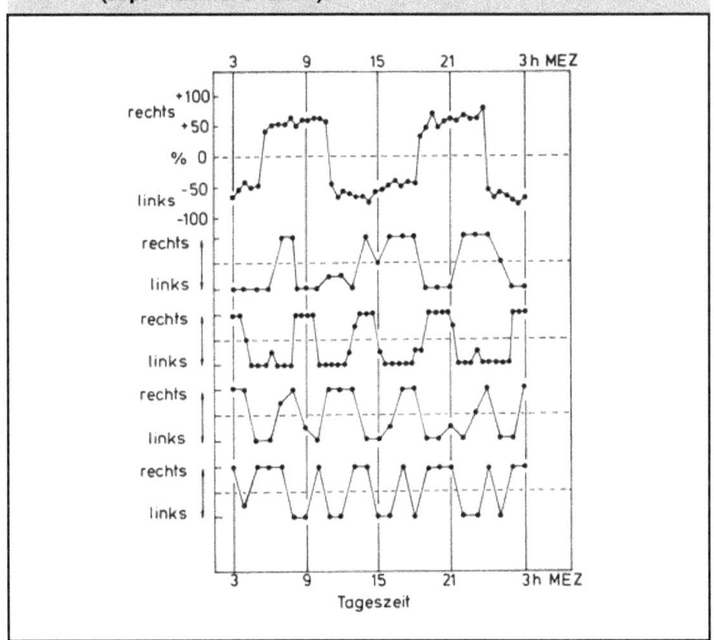

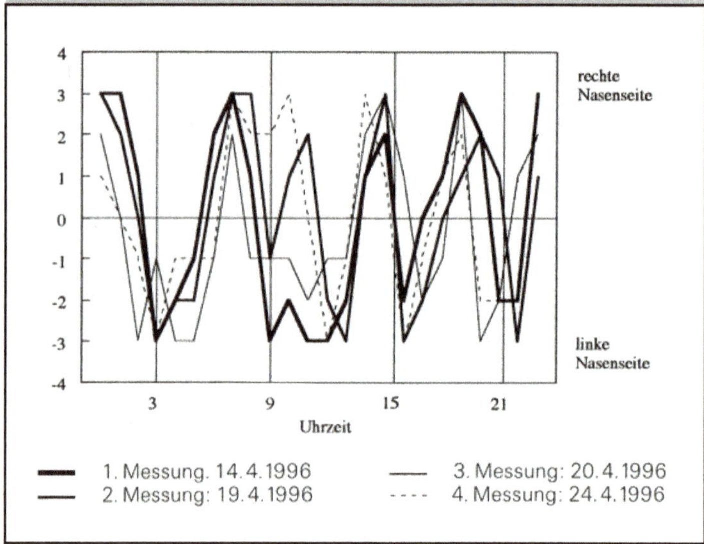

78: Cambiamento laterale della respirazione nasale durante il giorno, allo stesso-. La curva mostra una relazione costante con l'ora del giorno. La curva mostra una relazione costante con l'ora del giorno (secondo i dati di GRÜNWIDL 1996).

5.3.3. Ritmi di circa 4 ore

Ritmo spontaneo in un ciclo di 4 ore

Mentre dei periodi sottomultipli del ritmo di 24 ore, i periodi di 12, 8 e 6 ore sono solitamente evidenti come periodi reattivi (219), la ritmicità di 4 ore può essere considerata più come una ritmicità spontanea, poiché può essere osservata in un'ampia varietà di condizioni senza uno stimolo scatenante temporalmente marcato.

Nei neonati, per esempio, è stato trovato che gli intervalli tra i pasti auto-richiesti, indipendentemente dalla quantità di cibo consumato in ogni caso, nello stato non ancora sincronizzato diurnamente, sono preferibilmente circa 4 ore.

e sono stati prolungati a intervalli multipli di 8 e 12 ore man mano che maturavano (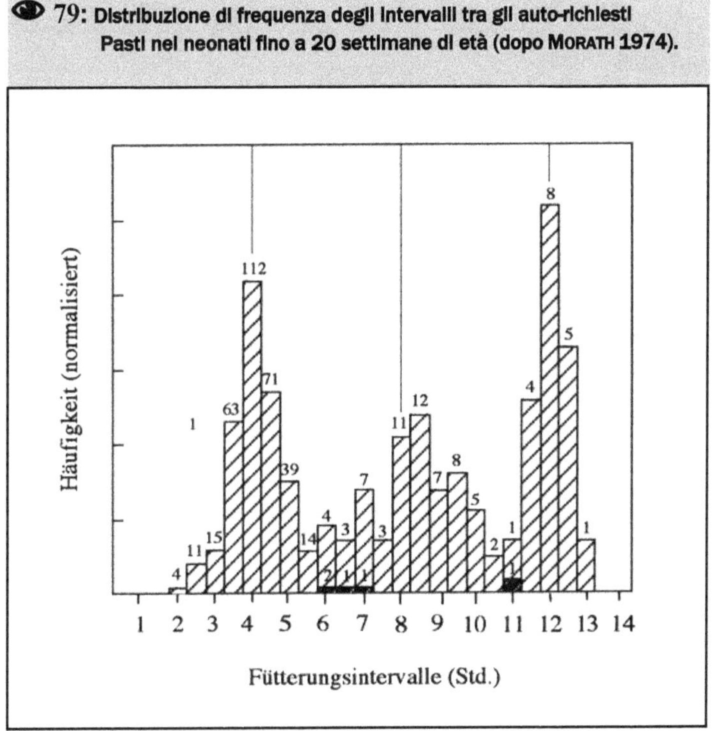 **79**, 240).

79: Distribuzione di frequenza degli intervalli tra gli auto-richiesti Pasti nei neonati fino a 20 settimane di età (dopo MORATH 1974).

Il bisogno spontaneo di sonno mostra anche un ritmo di 4 ore durante il giorno, anche se con un aumentato bisogno di sonno (**80**) (349; 350).

80: Riassunto dei risultati sul cambiamento del sonno prontezza. Viene mostrata la quantità media oraria di sonno in diverse condizioni sperimentali. *In basso*: Modelli monofasici con una fase di sonno in ogni notte. *Medio*: Modello bifasico con aumento del sonno verso mezzogiorno. *In alto*: modello polifasico con tre fasi aggiuntive di sonno diurno a intervalli di 4 ore ciascuna. L'area ombreggiata indica la notte (dopo ZULLEY 1995).

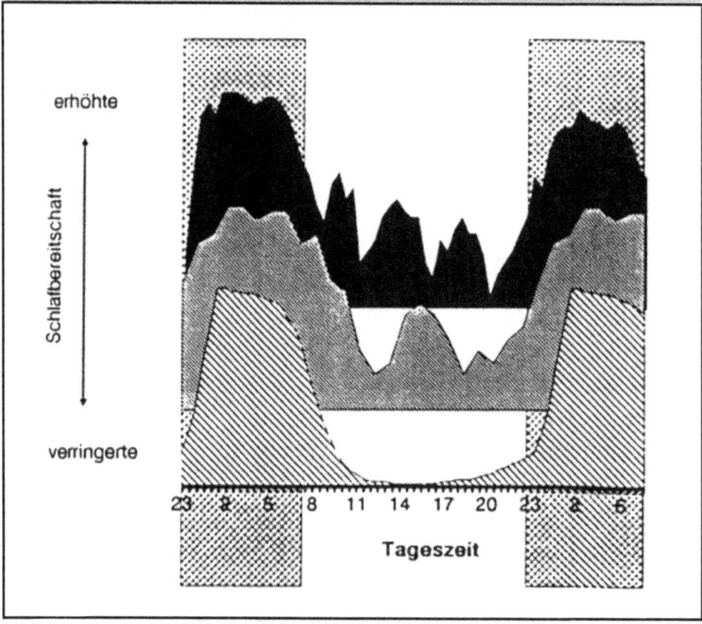

5.3.4. Ciclo di attività di riposo di base (BRAC)

La rappresentazione di questo ritmo, che è principalmente conosciuto dalla struttura ritmica del processo di profondità del sonno e ha una durata del periodo di 75-120 min (in media 90 min) (☞81), riesce - oltre alle registrazioni EEG del sonno con delimitazione delle fasi REM - secondo la letteratura da controlli a maglie strette della stima della vigilanza, misure del tempo di reazione, determinazione della soglia protopatica del dolore, latenza per addormentarsi e altri. È stato chiaramente dimostrato che il ritmo di attività basale continua alla stessa frequenza durante il giorno, almeno al mattino (146; 202 et al.), e che esistono relazioni di frequenza intere con fluttuazioni ultradiane più lente e con il periodo di 24 ore. È stato anche documentato il coinvolgimento di misure vegetative (per esempio, frequenza del polso e frequenza respiratoria) (255).

In ☞ 82 compilate le progressioni mattutine della soglia protopatica del mal di denti (tempo di utilizzo dello stimolo freddo) dei soggetti che sono stati esaminati 3 volte ciascuno a diversi intervalli. La posizione di fase del ciclo di attività ultradiana con un periodo di circa due ore è invariata anche quando gli esami sono distanziati di diverse settimane, il che dimostra che questo ritmo ultradiano è accoppiato al ritmo sincronizzato del sistema circadiano.

81: Corso periodico del sonno in adulti sani, illustrato schematicamente (dopo SCHANDRY 1988).

St:	Schlaftiefe in elektroenzephalographischen Schlafstadien
W:	Wachsein vor dem Einschlafen oder in der Nacht beim Aufwachen, charakterisiert durch Alpha-Wellen im EEG
T1 … T2:	Traumphasen (Phasen des paradoxen Schlafs)
EOG:	Elektookulogramm
EMG:	Elektromyogramm
SEM:	Langsame (träge) Augenbewegungen vor dem Einschlafen (Slow Eye Movements)
REM:	Rasche Augenbewegungen in den Traumphasen (Rapid Eye Movements)
PLG:	Phallogramm (Messung der Erektionen).

82: Corso della durata dello stimolo freddo dell'innesco del dolore (termico soglia del dolore determinata su un dente anteriore) di 3 soggetti di prova in 3 giorni diversi ciascuno. La soglia del dolore è stata determinata a intervalli di < 30 min. I valori sono presentati come percentuale della media giornaliera individuale (secondo Pöllmann 1980).

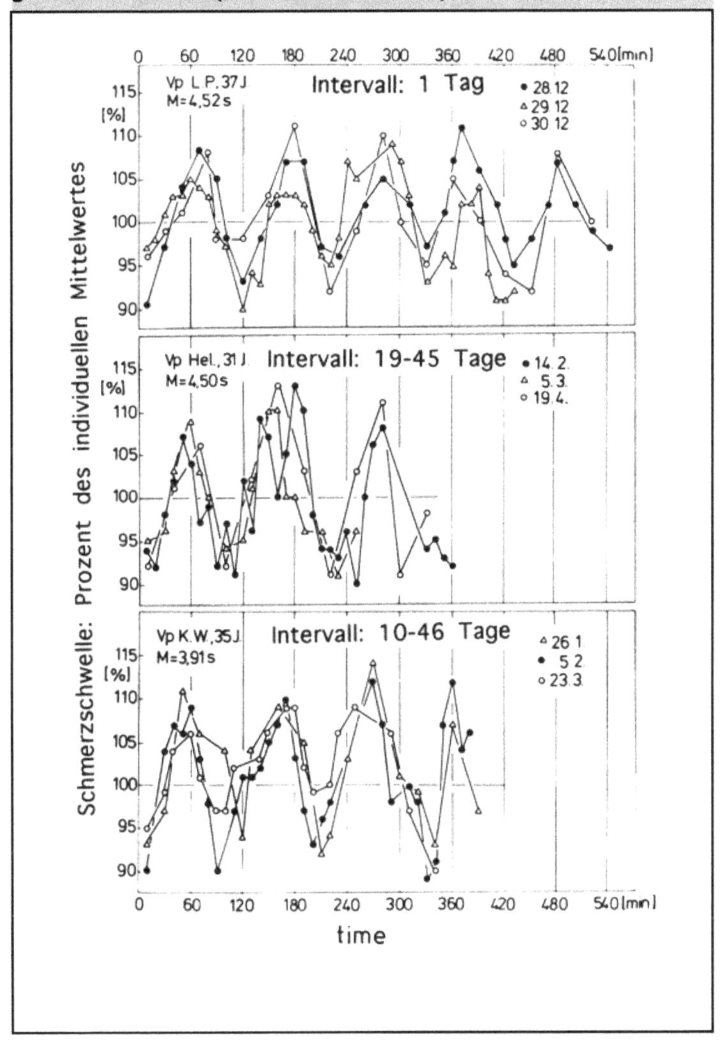

5.3.5. Minuti di ritmo

La rappresentazione di questo ritmo, che è particolarmente pronunciato nel sistema muscolare liscio ed è controllato sincronicamente dal sistema nervoso centrale, è possibile in diversi modi. Per esempio, questo ritmo appare principalmente nelle misurazioni continue del flusso sanguigno della pelle, delle mucose e della muscolatura nell'uomo (cfr. **13☜**, pag. 40); d'altra parte, ritmi liscio-muscolari più specifici dell'organo possono anche essere osservati nell'intervallo di 1 minuto (per esempio l'attività motoria del lavoro, la muscolatura della pelle sul follicolo pilifero e la pelle dello scroto) così come i ritmi di motilità di varie sezioni dell'apparato digerente. Diventa chiaro che i ritmi minuti comprendono un intero spettro di durate di periodo ordinate in numero intero nel senso degli spettri di banda (76) (**☜83**, **☜ 84☜**).

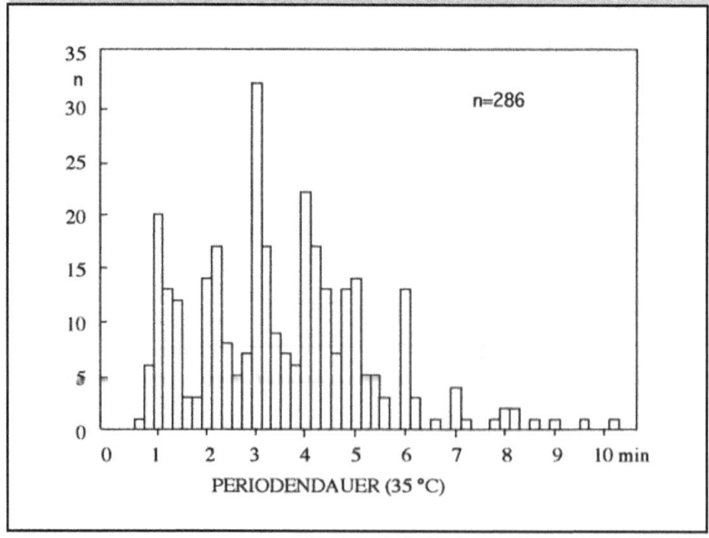

☜ 83: Distribuzione di frequenza delle durate periodiche dell'attività spontanea. fluttuazioni di una Taenia coli isolata dalla cavia. Tutti i valori provengono da un esperimento in cui l'attività spontanea è stata registrata per 18 ore in condizioni costanti (dopo GOLENHOFEN & Loh 1970).

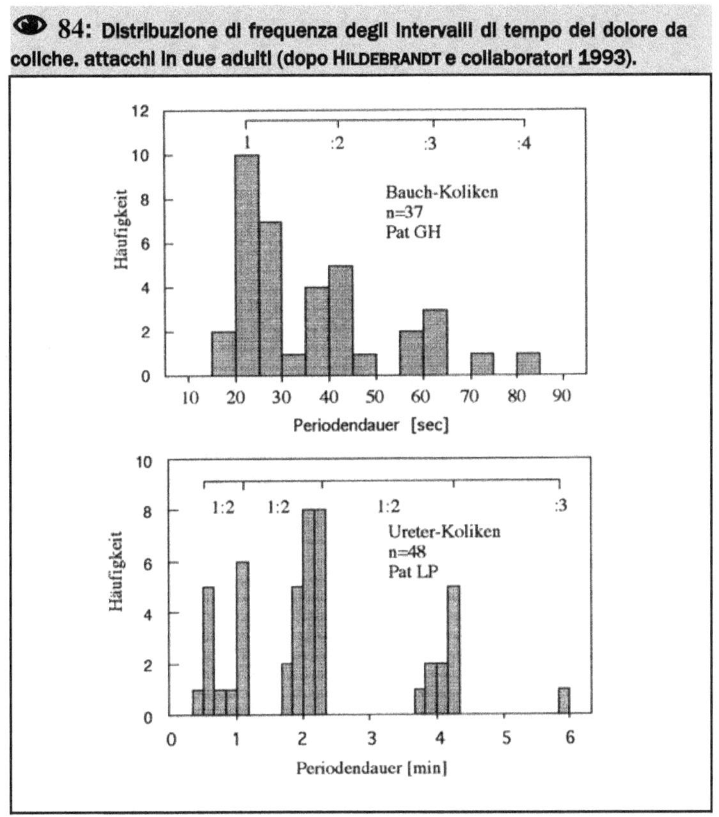

84: Distribuzione di frequenza degli intervalli di tempo del dolore da coliche. attacchi in due adulti (dopo HILDEBRANDT e collaboratori 1993).

5.3.6. Ritmo di 10 secondi della pressione sanguigna

Con l'attuale proliferazione di misuratori automatici della pressione sanguigna che funzionano su base auscultatoria o oscillometrica e permettono brevi intervalli di misurazione, la visualizzazione e l'osservazione del ritmo di 10 secondi della pressione sanguigna non dovrebbe presentare alcuna difficoltà (● 85). Bisogna notare che la durata del periodo del ritmo della pressione sanguigna è anche soggetta a fluttuazioni ritmiche diurne (48; 72; 192; 227; 248; 249; 251; 265; 301).

Inoltre, un esempio di accoppiamento di fase dei ritmi ultradiani può essere osservato nell'esempio del ritmo della pressione sanguigna con la rappresentazione sincrona del ritmo respiratorio spontaneo (sensore nasale termico) (73). Utilizzando misure prevalentemente psicofisiche, un ritmo spontaneo di 9 secondi è stato recentemente dimostrato nell'uomo (307). Tuttavia, la relazione con il ritmo di 10 secondi della pressione sanguigna, la cui durata del periodo può variare tra 8 e 15 secondi, non è ancora stata definitivamente chiarita.

85: Accoppiamento di fase nel senso di coordinazione relativa tra ritmo della respirazione e della pressione sanguigna. Le linee verticali indicano la posizione desiderata del punto di inversione inferiore della curva della pressione sanguigna. Quando la respirazione è arbitrariamente rallentata (sopra), la respirazione si adatta al ritmo della pressione sanguigna, quando si respira secondo un ritmo di respirazione predefinito, sfavorevolmente selezionato (sotto), il ritmo della pressione sanguigna cambia ripetutamente la durata del suo periodo per mantenere la posizione di coazione desiderata (secondo GOLENHOFEN & Hildebrandt 1958).

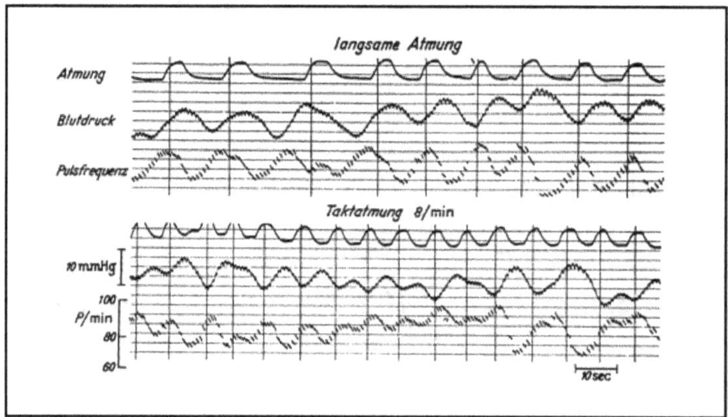

5.3.7. . Ritmo di vasomozione dei vasi cutanei

Questa ritmicità può essere facilmente visualizzata con il metodo di misurazione del flusso ultrasonico Doppler. Esaminando la dipendenza dalla temperatura della frequenza della vasomozione (86) (291) si può chiarire che il ritmo della vasomozione è fortemente modulabile nella sua durata periodicauna proprietà che aumenta ulteriormente con l'aumentare della frequenza dei ritmi ultradiani nello spettro. La durata del periodo della ritmicità della vasomozione mostra la massima frequenza nell'intervallo di 7,5 secondi nell'intervallo di temperatura indifferente, ma rivela ancora relazioni preferenziali di frequenza con il ritmo respiratorio (80).

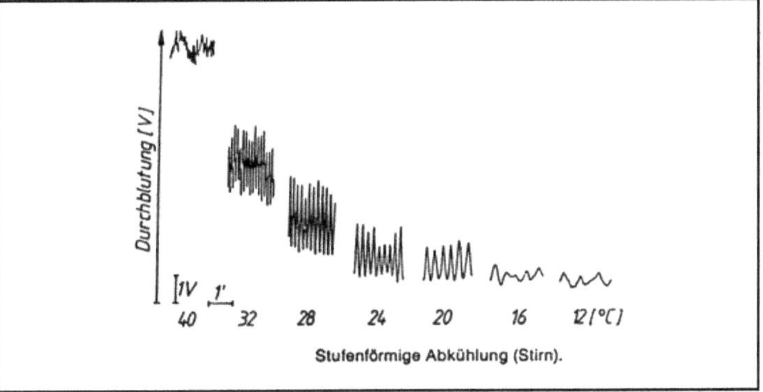

⬤ 86: ritmo di vasomozione dell'essere umano durante la registrazione con il Flussimetro laser Doppler a diverse temperature (dopo ERTL & Schnizer 1984).

5.3.8. Ritmo di respirazione

La frequenza respiratoria spontanea dell'adulto mostra un massimo di frequenza a 18/min quando giace tranquillo. Di particolare importanza nella misurazione del processo respiratorio è la forte perturbazione del ritmo respiratorio spontaneo da parte di influenze interne ed esterne. Il miglior metodo per determinare la frequenza respiratoria spontanea è quindi quello di osservare le escursioni respiratorie inosservate dal soggetto. Nel caso di una registrazione continua della respirazione, in nessun caso si devono usare procedure tali da alterare la resistenza del flusso della respirazione o da rendere il soggetto consapevole che la respirazione è l'oggetto dell'esame. La registrazione della variazione di temperatura nell'ingresso nasale si è dimostrata la più efficace, per cui entrambe le narici devono essere registrate in ogni caso a causa del ritmo della lateralità (cfr. p. 152*f*).

Misurazione dell'inviluppo di temperatura per mezzo di sensori termici a naso

Il ritmo respiratorio è incluso nell'ordine di frequenza dei ritmi ultradiani in una varietà di modi (sintonizzazione intera preferenziale con la frequenza cardiaca) e mostra una varietà di fenomeni di accoppiamento di fase con altri ritmi di questa gamma di frequenza (☻ **87**) (148, 162).

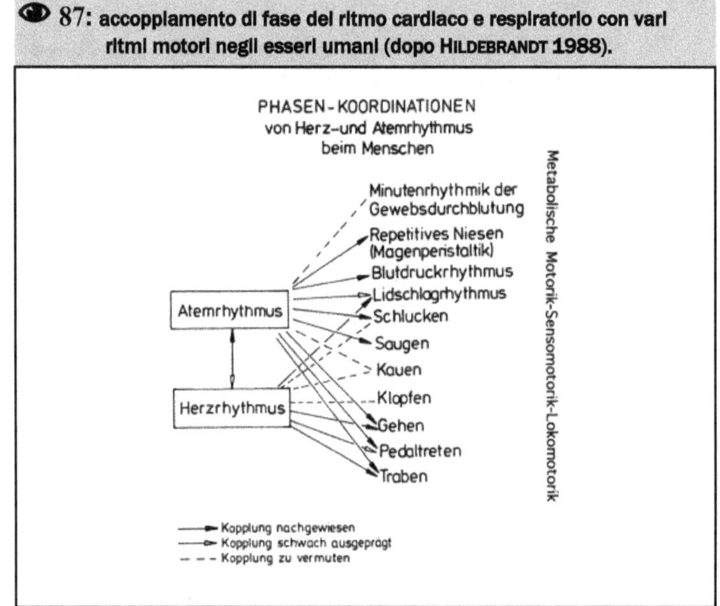

☻ 87: **accoppiamento di fase del ritmo cardiaco e respiratorio con vari ritmi motori negli esseri umani (dopo HILDEBRANDT 1988).**

Questi fenomeni di coordinazione sono anche modulati dal cambio circadiano a onda più lunga. Le coordinazioni di frequenza e di fase si intensificano soprattutto durante il sonno notturno, per cui il sonno o gli esami notturni sono necessari anche per la loro rappresentazione. Con la registrazione respiratoria continua, le modulazioni delle onde più lunghe della frequenza o dell'ampiezza respiratoria possono spesso essere visualizzate (esempio ☻ **88**).

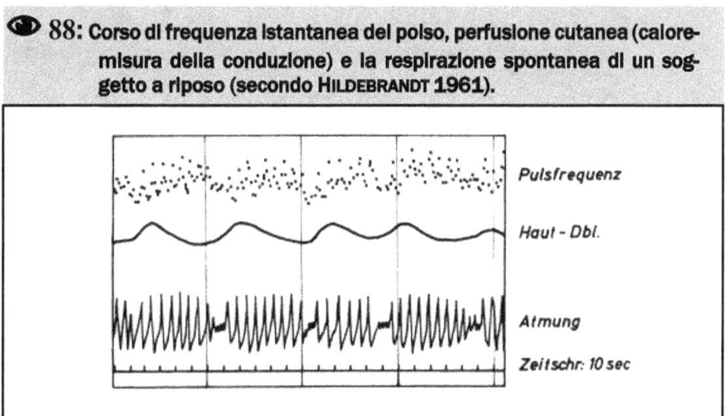

88: Corso di frequenza istantanea del polso, perfusione cutanea (calore-misura della conduzione) e la respirazione spontanea di un soggetto a riposo (secondo HILDEBRANDT 1961).

5.3.9. Ritmo cardiaco

La frequenza del ritmo cardiaco è soggetta a forti modulazioni da parte dei ritmi a onda più lunga ed è anche soggetta a notevoli deviazioni di disturbo reattivo. La rappresentazione delle condizioni spontanee richiede quindi una standardizzazione particolarmente attenta delle condizioni d'esame. Allo stesso modo, i fenomeni di coordinazione di frequenza e di fase con altri ritmi, soprattutto il ritmo respiratorio, sono molto facilmente disturbati. Anche qui, l'intensificazione delle coordinazioni durante la fase trofotropica notturna accentuata del ritmo diurno può essere utilizzata per un chiarimento.

Oltre ai fenomeni coordinativi, le influenze modulanti dei ritmi di lunghezza d'onda più lunga nell'intervallo ultradiano possono essere rappresentate dalla variabilità degli intervalli del battito cardiaco (● 89) (per esempio, aritmia del seno respiratorio; 72; 168; 243; 261; 263). Più recentemente, l'analisi della variabilità della frequenza cardiaca come indicatore del tono nervoso autonomo ha guadagnato un particolare interesse pratico (242). Per lo studio degli accoppiamenti di fase, l'onda „R" nell'ECG può essere usata come un punto di accoppiamento ben definito (● 90).

Intensificazione della coordinazione durante la trofeizzazione

☛ 89: Variabilità della frequenza cardiaca: registrazione originale della frequenza cardiaca I dati originali elaborati con filtri a banda mostrano l'attività del ritmo cardiaco lento, medio e veloce (in basso) (dopo MOSER e collaboratori 1995).

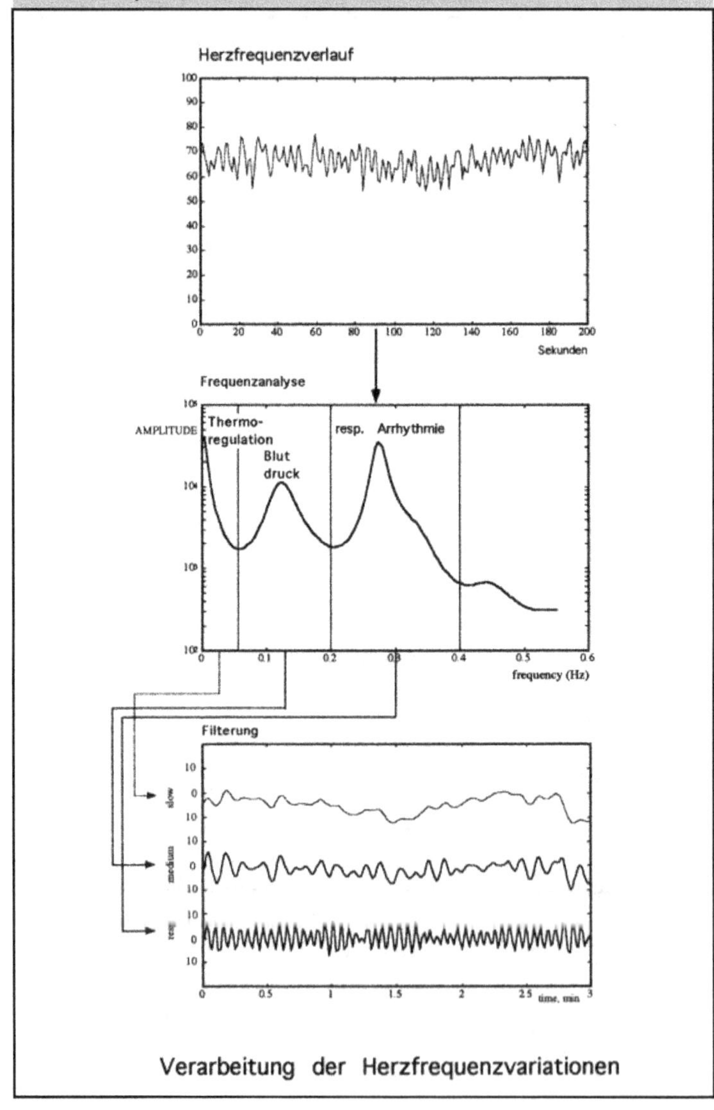

90: Esempi di accopplamento polso-respiro in diversi soggetti di test, a destra c'è un chiaro accopplamento, le ispirazioni si verificano prevalentemente in tre punti nel tempo del ciclo cardiaco, al centro solo il primo picco della serie di ispirazione è preferito, a sinistra l'ispirazione si verifica in modo casuale ed equamente distribuito (dopo MOSER e collaboratori 1995).

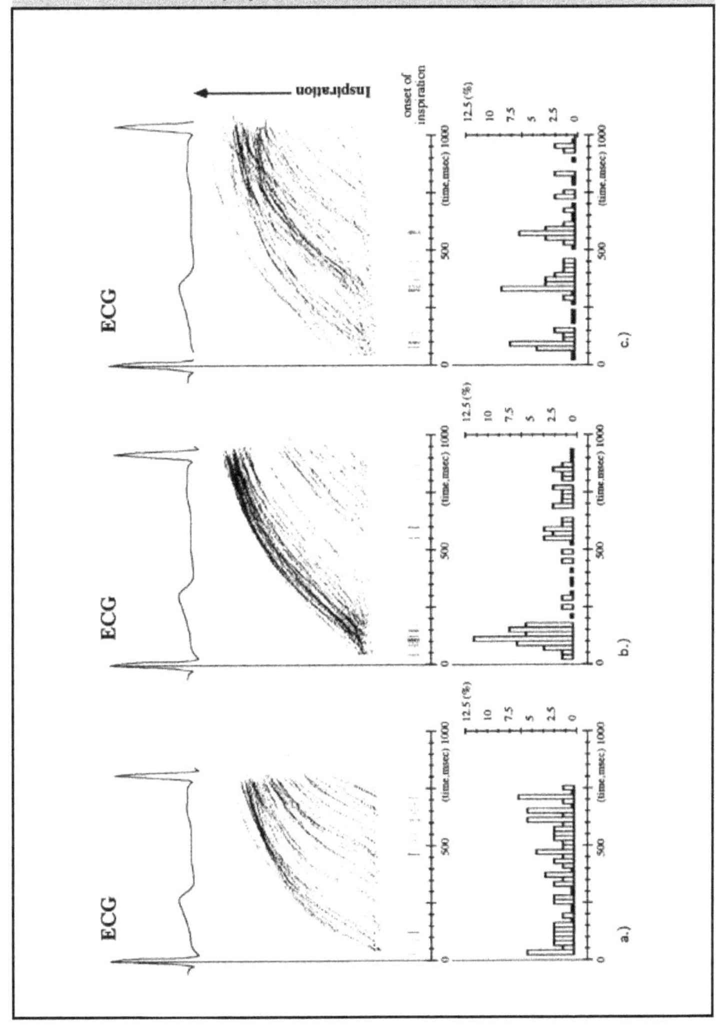

5.3.10. Arterioso fondamentale

L'oscillazione fondamentale arteriosa, che è causata come un'onda stazionaria nel sistema arterioso longitudinale cuore-piede dall'espulsione ritmica del sangue dal cuore, può essere misurata nella sua durata periodica nell'intervallo di tempo tra il picco dell'impulso e il massimo dell'onda dicroica nel polso arterioso periferico.

Dal rapporto tra la durata del periodo cardiaco e la durata dell'oscillazione fondamentale, che è normalmente 2:1 o (nella bradicardia) 3:1 negli individui sani, si può dimostrare che l'organismo utilizza la coordinazione di fase tra ritmi di diverse frequenze per aumentare l'economia funzionale (120; 183; 222; 223; 341). I disturbi circolatori funzionali sono caratterizzati da una perdita precoce di questa coordinazione (☞ **91**) (52; 53; 71; 222). Secondo SITUTS (303) e KÜMMEL et al. (198), il ripristino della coordinazione dei numeri interi può essere ottenuto anche con misure medicinali (122; 142). Il periodo di oscillazione arteriosa di base nella regione del braccio è più breve che nel sistema longitudinale, ma è anche coordinato in frequenza e fase con il ritmo cardiaco.

5.4. Periodicità reattiva (reazioni ritmiche)

5.4.1. Generale

Il fatto noto da tempo che l'organismo ha la capacità di strutturare ritmicamente (periodicamente) le sue reazioni allo stress da stimolo o alle noxae patogene dovrebbe essere reso tangibile e illustrativo anche nelle lezioni di cronobiologia a causa della grande importanza pratica di questi fenomeni. In condizioni di riposo spontaneo e in uno stato di completo adattamento, principalmente ai ritmi spontanei costantemente attivi.

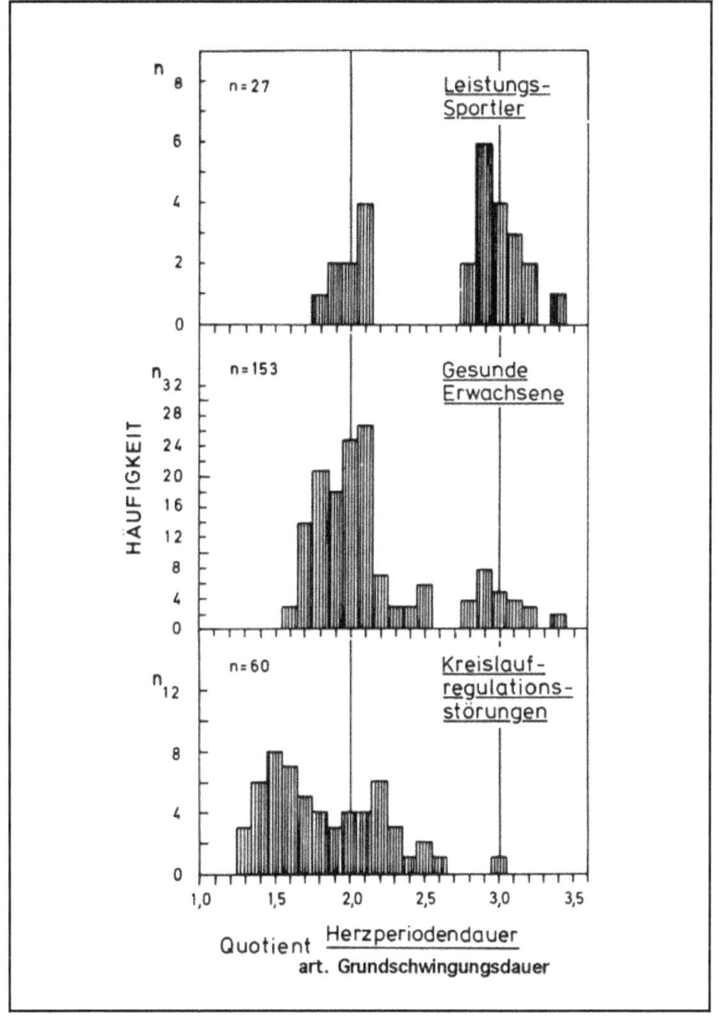

91: Distribuzione di frequenza dei quozienti della durata del ciclo cardiaco e periodo fondamentale arterioso (lunghezza d'onda della dicrotia del polso) in condizioni di riposo in atleti competitivi (in alto), adulti sani (al centro) e pazienti ambulanti con disturbi cardiovascolari funzionali (in basso) (secondo i dati di GADERMANN e collaboratori 1961).

Al contrario, i periodi reattivi innescati dagli stimoli hanno le seguenti proprietà (👁 **92**):

- Le loro lunghezze di periodo non sono identiche a quelle dei ritmi spontanei; piuttosto, si trovano in mezzo in ogni caso, ma sono preferibilmente in semplici relazioni di frequenza interoarmonica (117; 137).
- Le ampiezze dei periodi reattivi sono inizialmente più grandi di quelle dei ritmi spontanei adiacenti nello spettro, ma decadono in modo smorzato con l'aumento della compensazione o dell'adattamento.
- La fasatura dei periodi reattivi è legata al tempo dello stimolo di attivazione.
- Per loro natura, i periodi reattivi rappresentano l'emergenza di una struttura temporale endogena pronta e ancorata nell'organizzazione temporale complessiva (i cosiddetti ordini temporali di emergenza; ordini temporali adiuvanti; 137; 158).
- Quando si innescano periodi reattivi, possono verificarsi anche interi "fasci" di periodi multipli e sottomultipli della periodicità che domina nel corso ulteriore, per cui diversi sistemi funzionali possono anche ottenere diverse durate del periodo (333, 334).

Moltiplicazione di frequenza e periodo

Dal punto di vista del ritmo spontaneo più lento adiacente nello spettro, l'innesco di una periodicità reattiva più veloce significa una **moltiplicazione di frequenza**. Questo permette un migliore utilizzo della capacità funzionale attuale attraverso un'alternanza più veloce tra prestazioni e recupero secondo il noto principio della cosiddetta pausa gratificante (203) o dell'interval training.

Dal punto di vista del ritmo spontaneo più veloce adiacente nello spettro, il verificarsi di un periodico reattivo più lento rappresenta una **moltiplicazione del periodo, aumentando le** ampiezze autonomiche e permettendo processi di recupero più duraturi e intensi con aumento della capacità di adattamento.

In questo senso, il verificarsi di una periodicità reattiva tra i ritmi spontanei preferiti (cfr. ☉ **92**) ha una funzione chiave per l'aumento adattivo sia dell'economia funzionale che della capacità organica. Inoltre, è significativo che le periodicità preferite dei periodi reattivi siano in rapporti interi-armonici con quelli dei ritmi spontanei, perché questo facilita il ritorno delle funzioni deviate reattivamente al normale ordine ritmico spontaneo del sistema autonomo (117; 137; 292).

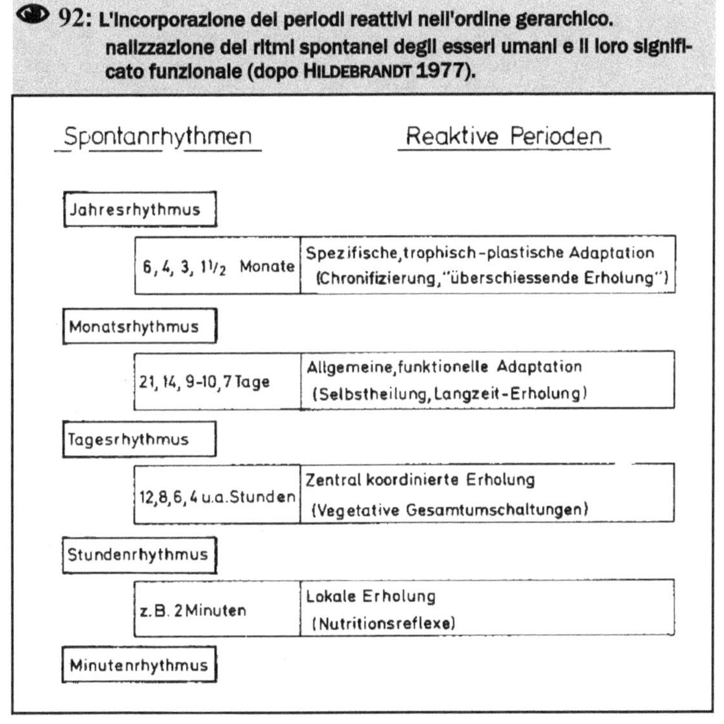

☉ 92: L'incorporazione dei periodi reattivi nell'ordine gerarchico. nalizzazione dei ritmi spontanei degli esseri umani e il loro significato funzionale (dopo HILDEBRANDT 1977).

5.4.2. Periodi reattivi ultradiani

La rappresentazione dei periodi reattivi di questa gamma di frequenza risulta già dalla considerazione delle onde ultradiane sovrapposte dei corsi ritmici diurni. Di norma, questi mostrano ampiezze massime al mattino o nel primo pomeriggio come risultato dell'attivazione e decadono in modo smorzato nel corso del giorno o della notte seguente. Le durate preferite del periodo di 12, 8, 6 ecc. le ore risultano essere sottomultipli del ritmo delle 24 ore. Vari esempi sono raccolti nel **93◉**.

Sottomultiplo del ritmo delle 24 ore

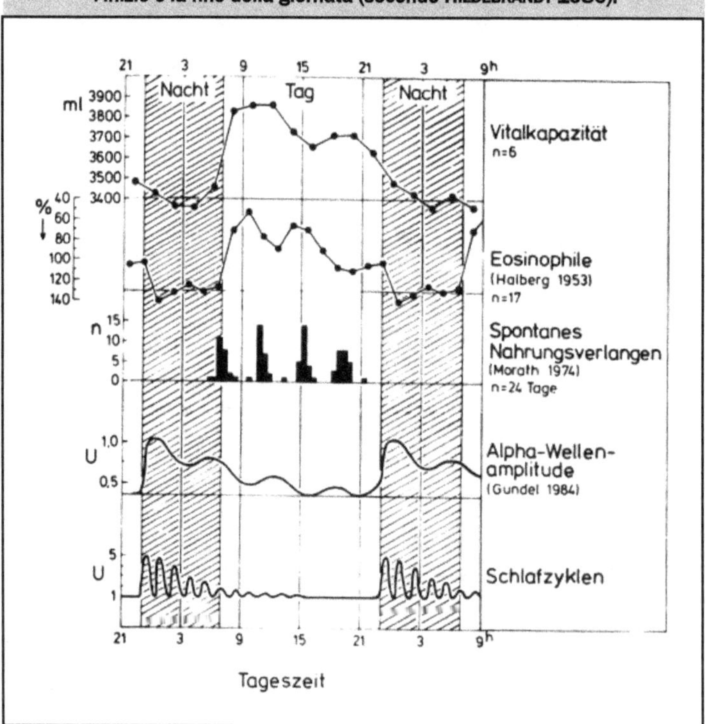

◉ 93: Esempi di periodi reattivi ultradiani causati dal diurno l'inizio o la fine della giornata (secondo HILDEBRANDT 1986).

5.4.3. Periodi reattivi infradiani (periodicità circasemiseptano, circaseptano, circasemidecano, circadecano)

Anche nell'area infradiana si innescano complessi schemi di reazione periodica in ogni caso dal carico di stimolo corrispondente, in cui però un periodo di solito emerge in modo dominante, mentre gli altri si placano prima in modo attenuato.

In questo contesto, sono da dimostrare qui soprattutto esempi di come diversi tipi di periodi reattivi nell'area infradiana possono essere rappresentati per mezzo di indagini da materiale d'archivio esistente e da semplici osservazioni longitudinali di processi patologici e terapeutici (per esempio registrazioni diaristiche di pazienti). Questi sono principalmente i periodi reattivi circaseptano e circadecano, che sono di importanza dominante per la struttura temporale dei processi funzionali-adattivi e terapeutici.

☞ 94 tempo, ad esempio durante 4 settimane di trattamenti termali, l'andamento medio di 4 diverse variabili misurate nei gruppi di pazienti in confronto con i corsi di frequenza di vari sintomi di crisi termali dopo le indagini in diverse località termali. I corsi chiaramente circaseptani-periodici strutturati con ampiezze decrescenti smorzate mostrano che i massimi di frequenza critici sono attraversati nella zona del 7°, 14° e 21° giorno termale. Questi sono assegnati alle rispettive deviazioni estreme ergotropicamente dirette delle commutazioni vegetative complessive periodicamente continuate (139; 177).

Le due curve più basse del ☞ 94 rivelano anche il coinvolgimento di un periodo circasemisettano (crisi del terzo giorno) nella regione della prima settimana di osservazione (94; 97).

94: In alto: curve periodiche di varie variabili misurate durante le diverse forme di trattamento termale (compilato dai risultati della letteratura). In basso: Progressione della curva della frequenza dei disturbi del sonno, dell'attivazione dei processi reumatici, dell'insorgenza di malattie dentarie purulente e della frequenza dei decessi dei pazienti delle terme in un luogo di cura (dopo HILDEBRANDT 1989).

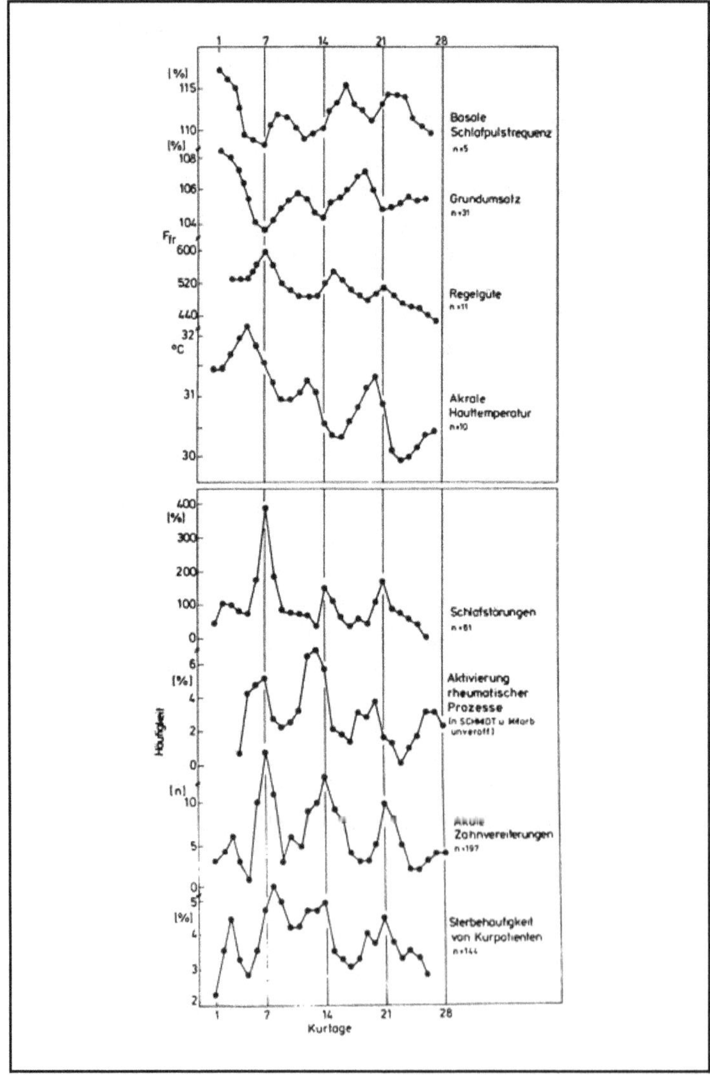
[%]
115
110
[%]
108
106
104
F_fr
600
520
440
32
°C
31
30
Basale Schlafpulsfrequenz
n=5
Grundumsatz
n=31
Regelgüte
n=11
Akrale Hauttemperatur
n=10
400
[%]
300
200
100
0
Häufigkeit
6
[%]
4
2
0
[n]
10
5
0
5
[%]
4
3
2
Schlafstörungen
n=61
Aktivierung rheumatischer Prozesse
(in SCHMIDT u. Mitarb unveröff)
Akute Zahnvereiterungen
n=197
Sterbehäufigkeit von Kurpatienten
n=144
1   7   14   21   28
Kurtage

In 👁 **95** curve medie di varie quantità funzionali con una periodicità reattiva di circa 10 giorni (circadecano) sono compilate. In contrasto con la struttura circaseptana, le ampiezze di questi periodi aumentano nel corso, in modo che una deviazione estrema simile a una crisi si verifica nella regione del 20° giorno. Questo tipo di progressione è stato trovato anche nel controllo sistematico dei parametri di benessere (18; 139).

Crisi estreme deviazioni di periodi circadecani

👁 **95:** Esempi dell'andamento medio di varie radio variabili di reazione nel modello reattivo tardivo. Risultati di esami di diversi tipi di cure (dopo HILDEBRANDT 1977).

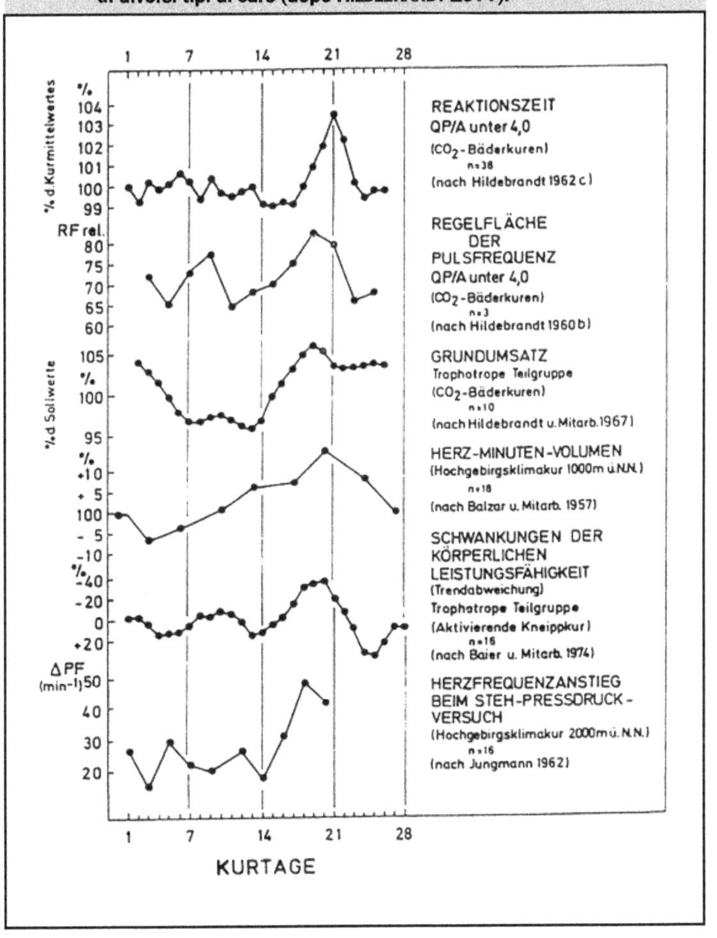

Le commutazioni generali vegetative periodicamente continuate influenzano in particolare anche le funzioni immunologiche dell'organismo. Così, per varie malattie infettive, la dominanza di una periodicità circaseptanica nel corso della malattia o della febbre è nota da molto tempo. ☞ **96** mostra come esempio i corsi medi di febbre dei pazienti con scarlattina senza e con varie complicazioni. In tutte le curve la periodicità circaseptana di base è riconoscibile anche nel caso di moltiplicazioni di periodo. Probabilmente il più noto oggi è la progressione periodica del circaseptano dopo il trapianto d'organo, di cui ☞**97** dà un esempio nella progressione di frequenza delle reazioni di rigetto. La prevalenza temporale di eventi di malattia critica con accumuli nell'ordine del 7°, 14° e 21° giorno è nota nella medicina antica e medievale (154).

Gli archivi delle cartelle cliniche sono certamente ancora ricchi di materiale per la scoperta di periodi reattivi, per esempio dopo interventi chirurgici, infarto miocardico, insulti apoplettici, ecc. (57; 105; 322). Questo offre compiti che possono essere risolti anche nel contesto di esercizi pratici (266).

96: Corsi medi di febbre nei bambini con scarlattina senza antibiotico. trattamento tic per la sincronizzazione sopra il picco della febbre. Dall'alto in basso: Processo di guarigione senza complicazioni; comparsa di otite scarlatta alla fine della seconda settimana dopo il picco febbrile; comparsa di nefrite scarlatta alla fine della terza settimana; comparsa di varicella come post malattia alla fine della quarta settimana (dopo HILDEBRANDT 1977).

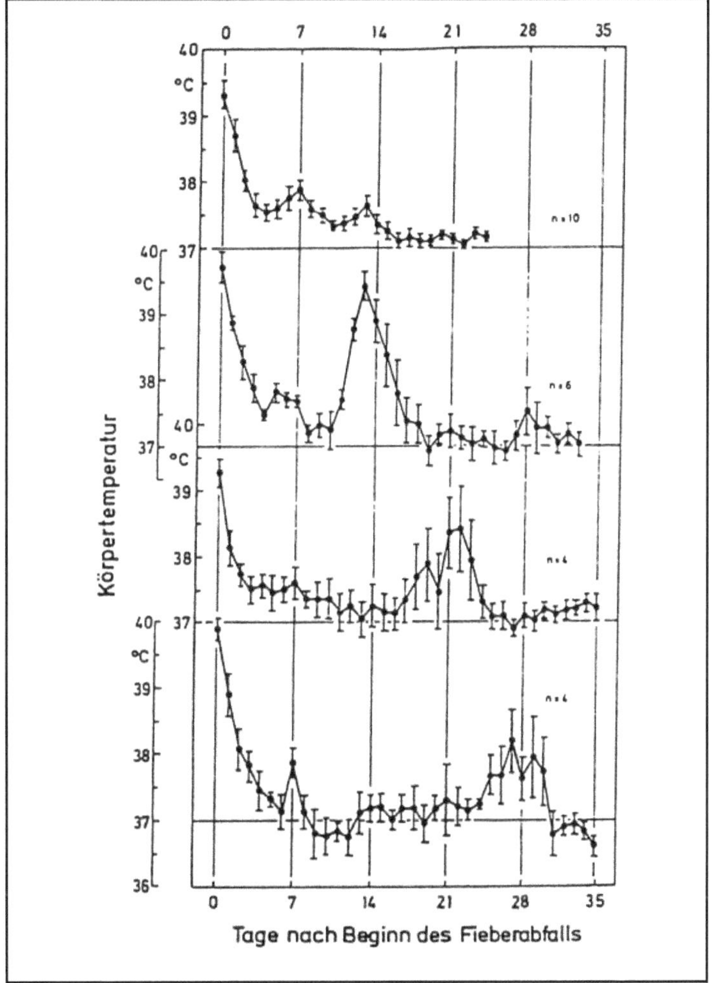

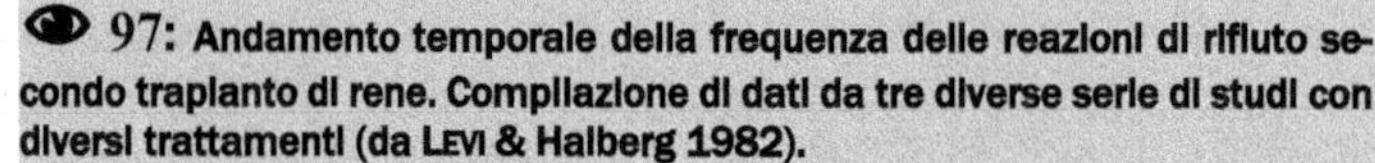

97: Andamento temporale della frequenza delle reazioni di rifiuto secondo trapianto di rene. Compilazione di dati da tre diverse serie di studi con diversi trattamenti (da LEVI & Halberg 1982).

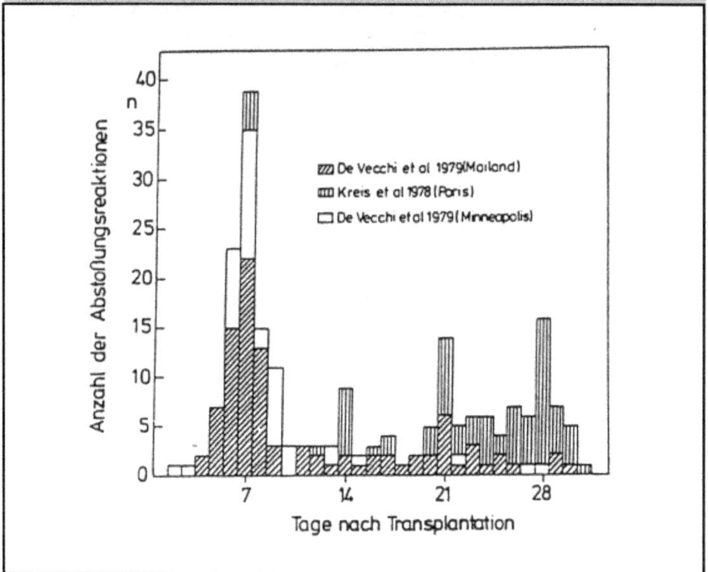

- I ritmi che si verificano nell'organismo possono essere distinti tra ritmi spontanei e periodi reattivi. I ritmi spontanei si verificano principalmente in condizioni di riposo, i periodi reattivi durante lo stress.

- I periodi reattivi, espressi come multipli di frequenza o periodo dei ritmi spontanei, sono la risposta dell'organismo a uno stimolo più forte o a una malattia acuta. Con il loro aiuto, l'organismo utilizza la capacità di recupero esponenziale per ripristinare la salute aumentando la frequenza di soccorso o allungando e ampliando i periodi di recupero.

- Accoppiamenti e sincronizzazioni possono verificarsi tra i ritmi corporei individuali, che possono essere osservati soprattutto a riposo e meno frequentemente anche sotto forte stress. Sono l'espressione di un'impostazione particolarmente economica dell'organismo in cui c'è una coordinazione di fase tra funzioni corporee cooperanti (per esempio l'accoppiamento polso-respiro, la connessione del battito cardiaco al ritmo della corsa).

- Le sintonizzazioni integrali dei ritmi corporei (ad esempio il quoziente polso-espirazione) si verificano prevalentemente durante il sonno e possono essere considerate come espressione di una capacità di recupero intatta. In caso di malattia sono spesso disturbati e si riprendono durante la convalescenza o durante la cura.

- Recenti indagini sulla variabilità della frequenza cardiaca mostrano che il tono del sistema nervoso parasimpatico e simpatico si riflette in ritmi diversi. Questa scoperta ha recentemente reso possibile la determinazione non invasiva del tono dei due rami del sistema nervoso autonomo.

- Gli archivi delle cartelle cliniche contengono un ricco materiale per il rilevamento di periodi reattivi, ad esempio dopo attacchi cardiaci, interventi chirurgici e insulti apoplettici.

6. Riassunto e prospettive

La conoscenza dei risultati cronobiologici e la realizzazione di indagini del tipo qui proposto sono essenzialmente finalizzate ai seguenti punti principali di conoscenza:

➢ L'ordine temporale-ritmico è una componente integrante di tutti i processi vitali e rappresenta l'aspetto complementare alla visione morfologico-materiale.

➢ Questo ordine temporale non si limita ad alcuni processi ben noti come il ritmo diurno e il ritmo mestruale, ma comprende un ampio spettro delle più diverse funzioni ritmiche con durate di periodo che vanno dai millisecondi all'ordine degli anni.

➢ I vari processi ritmici non rappresentano una congerie incoerente di funzioni individuali, ma stanno in un contesto olistico di ordine, che è mantenuto in una struttura gerarchica dalla coordinazione di fase e frequenza. Così, i riarrangiamenti a onda lunga di tutto l'organismo sono regolati (sincronizzati) dai ritmi ambientali geofisico-cosmici.

➢ La sinossi dei vari parametri funzionali rende chiaro che i loro cambiamenti spontanei sono associati a obiettivi funzionali più completi, che sono anche soggetti a cambiamenti ritmici (omeodinamica). La consapevolezza di tali connessioni porta a un'espansione del pensiero funzionale.

> Il grado di ordine delle funzioni ritmiche, attraverso la sua influenza sull'economia funzionale, riflette caratteristiche e stati più completi dell'organismo, in modo da poter derivare criteri pratici per la **diagnostica funzionale individuale** e la **prognostica della risposta terapeutica.**

> I complessi riarrangiamenti dei ritmi a onda lunga cambiano i presupposti per la diagnostica e la terapia in modo regolare. Oltre a prendere in considerazione queste condizioni dinamiche nella valutazione dei criteri diagnostici, c'è anche il compito di sviluppare un **ordine temporale terapeutico**.

> Gli effetti di regolazione e sincronizzazione degli ordini di tempo ambientali sulle strutture temporali endogene dell'organismo richiedono un esame delle possibilità di ottimizzare l'integrazione dell'organismo nel suo ambiente attraverso la **terapia degli ordini di tempo.** Questo non è solo necessario in caso di disturbi patologici delle strutture temporali, ma anche per affrontare meglio il lavoro notturno e a turni, nonché per sostenere la risincronizzazione dopo salti di fuso orario.

> Mentre nello stato di riposo e di completo adattamento i processi ritmici sono limitati a pochi ritmi spontanei permanentemente attivi, sotto stress fisiologici e patologici l'organismo ha la capacità di strutturare ritmicamente le sue reazioni con ordini di tempo speciali (**periodi reattivi**). Le strutture temporali endogene che emergono in questo processo continuano ad esistere fino a quando gli sforzi compensativi dell'organismo hanno ripristinato l'equilibrio vegetativo dei ritmi spontanei.

181

> Di conseguenza, lo spettro totale dei processi strutturati rit- micamente comprende una serie di "punti di appoggio" spontanei (◉ **98**), che sono distanziati l'uno dall'altro in rap- porti di frequenza dell'ordine di 8:1 (tre ottave). Le regioni intermedie, in cui si verificano principalmente processi pe- riodici reattivi, sono ordinate per proporzioni armoniche in- tere in strati corrispondenti ai periodi di un **sistema perio- dico** (106; 107). Nella gamma delle onde corte, l'ordine di frequenza delle funzioni ritmiche è progressivamente dis- solto da influenze modulanti la frequenza.

◉ **98: Rapporti di frequenza nei diversi livelli di funzioni spontaneo-rit- miche secondo le durate periodiche preferite (>Sistema periodico< dei ritmi biologici umani) (dopo Hildebrandt 1987, modificato).**

	1:	1,33	1,5	2	3	4	5	6	8	12	16	
Jahres-Rhythmus	12	9		6	4	3			1,5			Monate
Monats-Rhythmus	~28	21		14	~10	7			3,5			Tage
Tages-Rhythmus	24		16	12	8	6		4	3		1,5	Stunden
1,5-Std.-Rhythmus	~90		~60	~45 ?		~22 ?		~16 ?	~8			Minuten
8-min-Rhythmus	8	6	~5	4	~3	2		1,5	1			Minuten
1-min-Rhythmus	60		~45	30	~20	15		10	~5			Sekunden
Herz-und Atem-Rhythmus	~3,5			~1,7		0,85			0,42			Sekunden
Nervale Rhythmen	~1000 (2000-500)					250-167		125-83				Milli-sekunden

> Il crescente distacco dagli ordini ambientali ritmici naturali (emancipazione temporale), che si accompagna all'aumento della comparsa di malattie croniche della civiltà con una mancanza di struttura temporale e una mancanza di tendenza all'autoguarigione, pone il compito di una cronoigiene globale, che include anche problemi socio-ecologici di comportamento e di progettazione ambientale.

7. Bibliografia

1. *Agishi Y., Hildebrandt G.* (1989): Chronobiological aspects of physical therapy and cure treatment. Noboribetsu, Japan: Hokkaido University Medical Library Series Vol.22.
2. *Agishi Y., Hildebrandt G.* (1997): Chronobiologische Gesichtspunkte zur Physikalischen Therapie und Kurortbehandlung. Hamburg: Dr. Kovac.
3. *Akerstedt T.* (1976): Inter-individual differences in adjustment to shift work. Proceedings of the 6th Congress. Maryland: International Ergonomics Association.
4. *Akerstedt T., Gillberg M.* (1976): Inderindividual differences in circadian patterns of catecholamine excretion, body temperature, performance and subjective arousal. Biol. Psychol.; 4:277-292.
5. *Akerstedt T., Torsvall L.* (1981): Shift work. Shift-dependent well-being and individual differences. Ergonomics; 24:265-273.
6. *Amthauer R.* (1973): Intelligenz-Struktur I-S-T 70. Göttingen: Hogrefe.
7. *Arendt J., Bojakowski C., Folkard S., et al.* (1985): Some effects of melatonin and the control of its secretion in humans. In: Evered D., Clark S., eds. Photoperiodism, melatonin and the pineal. London: Pitman, 266-283.
8. *Arendt J., Borbely A.A., Francy C., Wright J.* (1989): The effects of chronic small doses of melatonin given in the late afternoon on fatigue in man: a preliminary study. Neuroscience Letter; 45:317-321.
9. *Armstrong S.* (1989): Melatonin: the internal zeitgeber in mammals? Pineal Research Review; 7:157-202.
10. *Aschoff J.* (1960): Exogenous and endogenous components in circadian rhythms. Cold Spring Harbour Symp. Quant. Biology; 25:11-28.
11. *Aschoff J., Wever R.* (1962): Spontanrhythmik des Menschen bei Ausschluß aller Zeitgeber. Naturwissenschaften; 49:337-342.
12. *Aschoff J.* (1965): Circadian Clocks. Amsterdam: North Holland Publishing Comp.
13. *Aschoff J., Giedke H., Pöppel E., Wever R.* (1972): The influence of sleep-interruption and of sleep-deprivation on circadian rhythms in human performance. In: Colquhoun W.P., ed.: Aspects of human efficiency - Diurnal rhythms and loss of sleep. London: The English Universities Press Limited, 128-152.
14. *Aschoff J., Biebach H., Heise A., Mount L.E.* (1973): Day-night variation in heat balance. In: Montheith J.L., Mount L.E., eds.: Heat loss from animal and man. London: Butterworths, 147-172.
15. *Aschoff J.* (1987): Masking of circadian rhythms by zeitgebers as opposed to entrainment. In: Proceedings of the 18th International Conference on Chronobiology. Leiden (Holland): ISC.
16. *Atwood C.S., James I.R., Keil U., Roberts N.K., Hartmann P.E.* (1991): Circadian changes in salivary constituents and conductivity in women and men. Chronobiologia; 18:1125-1140.
17. *Backon J.* (1988): Forum: Changes in blood glucose levels induced by differential forced unilateral nostril breathing, a technique which affects both brain hemisphericity and autonomic activity. Med. Sci. Research; 16:1197-1199.
18. *Baier H., Friedrich D., Hildebrandt G.* (1974): Zur Frage der reaktiven Periodik im Kurverlauf. Zeitschrift für angewandte Bäder- und Klimaheilkunde; 21:97-103.
19. *Baier H., Rompel C.* (1977): Der Einfluß thermischer Umgebungsbedingungen auf den Trainingserfolg beim Ausdauertraining. Arbeitsberichte des Sonderforschungsbereiches »Adaptation und Rehabilitation« (SFB 122), Marburg/Lahn; 4:547-582.
20. *Batschelet E.* (1981): Circular Statistics in Biology. London, etc.: Academic Press.
21. *Berger M., Hohagen F., König A., Vollmann J., Lohner H., Faller C., Edali N., Riemann D.* (1995): Chronotherapeutische Ansätze bei depressiven Erkrankungen. Wiener Medizinische Wochenschrift; 145(17/18):418-422.
22. *Bestehorn H.P.* (1980): Tagesrhythmische Schwankungen der Reagibilität des Zigarettenrauchens. Med. Inaug.-Diss. Marburg/Lahn.
23. *Bestehorn G.* (1981): Über den Tagesrhythmus der Tränensekretion unter besonderer Berücksichtigung der Seitendominanz. Med. Inaug.-Diss. Marburg/Lahn.
24. *Bochnik H.J.* (1958): Tagesschwankungen der muskulären Leistungsfähigkeit. Deutsche Zeitschrift für Nervenheilkunde; 178:270-275.
25. *Bock S.J., Boyette M.* (1995): Wunderhormon Melatonin (Die Quelle von Jugend und Gesundheit). München: Knaur.
26. *Borbely A.A.* (1982): A two process model of sleep regulation. Human Neurobiol.; 1:195-204.
27. *Borbely A.A., Valetx J.L.* (1984): Sleep Mechanisms. Berlin, etc.: Springer.
28. *Böckler H.* (1970): Sportliche Leistungsfähigkeit während des menstruellen Zyklus und unter Östrogen-Gestagen-Kombination. Deutsche Medizinische Wochenschrift; 95:2482-2487.
29. *Brickenkamp R.* (1975): Test d2: Aufmerksamkeits-Belastungs-Test, Handanweisung. Göttingen, etc.: Hogrefe.
30. *Brüggemann W.* (1980): Kneipptherapie. Ein Lehrbuch. Berlin, etc.: Springer.
31. *Buck G.* (1984): Vegetative Reagibilität und circadiane Phasenlage. Spektralanalytische Untersuchungen über die reaktiv-periodische Überlagerung der Tagesgänge von Puls- und Atemfrequenz. Med. Inaug.- Diss. Marburg/Lahn.

32. *Bücher K.* (1899): Arbeit und Rhythmus. Leipzig: BG Teubner.

33. *Bünning E.* (1937): Die endogene Tagesrhythmik als Grundlage der photoperiodischen Reaktion. Berichte der Deutschen Botanischen Gesellschaft; 54: 590–607.

34. *Bünning E.* (1977): Die physiologische Uhr. Circadiane Rhythmik und Biochronometrie. (3. Aufl.) Berlin, etc.: Springer.

35. *Capani F., Consoli A., Del Ponte A., Ferrara D., Guanano T., Sensi S.* (1984): Morning-afternoon variation of specific dynamic action of nutrients. In: Haus E., Kabat H.F., eds.: Chronobiology 1982–1983. Basel, etc.: Karger, 480–483.

36. *Clauser G.* (1954): Die Kopfuhr. Stuttgart: Enke.

37. *Conroy R.T.W.L., Mills J.N.* (1970): Human Circadian Rhythms. London: J.A. Churchill.

38. *Czeisler C.A., Brown E.N., Ronda J.M., Kronauer R.E., Richardson G.S., Freitag W.O.* (1985): A clinical method to assess the endogenous circadian phase (ECP) of the deep circadian oscillator in man. Sleep Research; 14:295.

39. *Czeisler C.A., Johnson M.D., Duffy J.F., Brown E.N., Ronda J.M.* (1990): Exposure to bright light and darkness to treat physiologic maladaptation to night work. New England Journal of Medicine; 322:1253- 1259.

40. *Daan S., Beersma D.G.M., Borbely A.* (1984): Timing of human sleep: recovery process gated by a circadian pacemaker. American Journal of Physiology; 246:161-178.

41. *Damm F., Döring G., Hildebrandt G.* (1974): Untersuchungen über den Tagesgang der Hautdurchblutung und Hauttemperatur unter besonderer Berücksichtigung der physikalischen Temperaturregulation. Z. Phys. Med. u. Rehab.; 15:1–5.

42. *Daubert K.* (1968): Das kausale Problem der Wetterfühligkeit. Heilkunst; 81:2–10.

43. *Davenport H.W.* (1971): Physiologie der Verdauung. Eine Einführung. Stuttgart, etc.: Schattauer.

44. *Daves C.* (1974): Rhythms in salivary flow rate and composition. Int. J. Chronobiol.; 2:253–279.

45. *Demuth F., Hoffmann T.* (1992): Effekte eines Ergometertrainigs auf Herz und Kreislauf von gering belastbaren kardiologischen AHB-Patienten im Kurlängsschnitt. Ein Vergleich zwischen Vor- und Nachmittagstraining. Wissenschaftl. Arbeitstagung »Aktuelle Ergebnisse der Physikalischen Medizin und Kurortmedizin« der Deutschen Gesellschaft für Physikalische Medizin und Rehabilitation und der Mittelrheinischen Studiengesellschaft für Klimatologie und Balneologie. Bad Wildungen, 9–11.

46. *Derer L.* (1956): Concealed macroperiodicity in the reactions of the human organism. Rev. czech. Med.; 2:277.

47. *Diez-Noguera A., Cambras T.* (1992): Chronobiology & Chronomedicine. Basic Research and Applications. Frankfurt am Main, etc.: Peter Lang.

48. *Di Rienzo M., Mancia G., Parati G., Pedotti A., Zanchetti A.* (1993): Blood Pressure and Heart Rate Variability. Computer Analysis, Modelling and Clinical Applications. Amsterdam, etc.: IOS Press.

49. *Döring G.K.* (1951): Eine exakte und zugleich anschauliche Darstellung von Mittelwertkurven bei cyclisch schwankenden Funktionen. Klin. Wschr.; 29:583–584.

50. *Döring G.K., Feustel E.* (1954): Menstruationszyklus und Wasserhaushalt. Med. Welt; 1713-1714.

51. *Dresler A.* (1941): Die subjektive Photometrie farbiger Lichter. Naturwissenschaften; 16:225–231.

52. *Dupont W., Hildebrandt G.* (1971): Messungen der Pulswellenlaufzeit Herz-Fuß zur Beurteilung der Koordination von Herzrhythmus und arterieller Grundschwingung bei Gesunden und Hypertonikern. Z. Kreislaufforschg.; 11:986–993.

53. *Eckermann P.* (1969): Untersuchungen an einem Kreislaufmodell mittels Analogrechner. Inaug.-Diss. Rostock.

54. *Endres K., Schad W.* (1997): Biologie des Mondes. Stuttgart: Hirzel.

55. *Engel P., Hildebrandt G.* (1969): Die rhythmischen Schwankungen der Reaktionszeit beim Menschen. Psychol. Forsch.; 32:324-336.

56. *Engel P.* (1970): Über Schwankungen der morgendlichen Aufwachwerte des Blutdrucks im Menstruationszyklus. Ein Beitrag zur Selbstkontrolle des Blutdrucks. Med. Welt; 21:496–501.

57. *Engel P., Hildebrandt G.* (1975): Längsschnittuntersuchungen über das orthostatische Training nach Querschnittslähmung bzw. Skoliose- Operation. Z. Phys. Med.; 4:23–28.

58. *Engelmann W., Klemke W.* (1983): Biorhythmen. Heidelberg: Quelle u. Meyer.

59. *Ertel S.* (1996): Space, weather and revolutions. Chizevsky's heliobiological claim scrutinized. Studia psychologica; 38:3–22.

60. *Feuchtersleben E.v.* (1879): Zur Diätetik der Seele. Universalbibliothek Nr. 1281. Leipzig: P. Reclam.

61. *Fiser B., Siegelová B., Turti T., Syutkina E.V., Cornelissen G., Grigoriev A.E., Mitish M.D., Abramian A.S., Dusek J., Nekvasil R., Al- Kubati M., Muchová L., Halberg F.* (1996): Neonatal blood pressure and heart rate rhythms: multiseptan over circadian prominence. In: Spontaneous Motor Activity as a Diagnostic Tool. Assessment of the Young Nervous System. Graz.

62. *Foerster H. von* (1971): Computing in the semantic domain. Annals of the New York Academy of Sciences, 184:239.

63. *Folkard S.* (1979): Time of day and level of processing. Memory and Cognition; 7:47–252.

64. *Folkard S., Monk T.H.* (1980): Circadian rhythms in human memory. Brit. J. Psychol.; 71:295-307.

65. *Folkard S., Monk, T.M.* (1983): Chronopsychology: Circadian rhythms and human performance. In: Gale A., Edwards J.A., eds.: Physiological Correlates of Human Behavior. London: Acad. Press, 57–78.

66. *Forsgren E.A.* (1953): On the relationship between the formation of bile and glycogen in the liver of rabbits. Scand. Arch. Physiol; 137- 156.

67. *Frank D.* (1974): Der subjektive Verlauf einer aktivierenden Kneipp-Kurbehandlung in Abhängig-

keit von reaktiv-periodischen und jahreszeitlichen Einflüssen. Med. Inaug.-Diss. Marburg/Lahn.

68. *Frisch K.v.* (1950): Die Sonne als Kompass im Leben der Bienen. Experientia; 6:210-221.

69. *Frisch K.v.* (1965): Tanzsprache und Orientierung der Bienen. Berlin, etc.: Springer.

70. *Frisch K.v.* (1974): Decoding the language of the bee. Science; 185:663.

71. *Gadermann E., Hildebrandt G., Jungmann H.* (1961): Über harmonische Beziehungen zwischen Pulsrhythmus und arterieller Grundschwingung. Z. f. Kreislaufforsch.; 50:805-814.

72. *Goldmann B.* (1980): Spektralanalytische Untersuchungen zum Tagesgang der Schwankungen des Herzschlages im Atem-, Blutdruck- und Minutenrhythmus beim Menschen. Med. Inaug.-Diss. Marburg/Lahn.

73. *Golenhofen K., Hildebrandt G.* (1958): Die Beziehungen des Blutdruckrhythmus zu Atmung und peripherer Durchblutung. Pflügers Arch. ges. Physiol.; 267:27-45.

74. *Golenhofen K.* (1962): Physiologie des menschlichen Muskelkreislaufes. Sitzungsberichte der Gesellschaft zur Beförderung der gesamten Naturwissenschaften zu Marburg; 83/84:167-254.

75. *Golenhofen K., Loh D.v.* (1970): Elektrophysiologische Untersuchungen zur normalen Spontanaktivität der isolierten Taenia coli des Meerschweinchens. Pflügers Arch. ges. Physiol.; 314:312-328.

76. *Golenhofen K.* (1987): Endogenous Rhythms in Mammalian Smooth Muscle. In: Hildebrandt G., Moog R., Raschke F., (Eds.): Chronobiology & Chronomedicine. Basic Research and Applications. Frankfurt am Main, etc.: Peter Lang, 26-38.

77. *Grünwidl A.* (1996): unveröffentlichtes Manuskript. Graz: Physiologisches Institut, Arbeitsgruppe für Adaptationsphysiologie.

78. *Gundel A., Wegmann H.M.* (1987): Resynchronization of the circadian system following a 9-hr advance or a delay zeitgeber shift: real flights and simulations by a van der Pol oscillator. In: Pauly J.E.P., Scheving K.E., eds.: Advances in Chronobiology, Part B. New York: Liss, 391-401.

79. *Gutenbrunner C.* (1989): Spatherapy in urological diseases. J. Phys. Med. Baln. Clim.; 52:194-203.

80. *Gutenbrunner C., Agishi Y., Knorr H., Asanuma Y., Fujiya S., Mikamo S.* (1989): Untersuchungen über Einflüsse von Atmung und lokaler Erwärmung auf die Vasomotions-Frequenz der Hautgefässe. Z. Phys. Med. Baln. Med. Klim.; 18.289.

81. *Gutenbrunner C.* (1990): Muskeltraining und Muskelüberlastung. In: Hettinger T. Hrsg.: Dokumentation Arbeitswissenschaften. Vol.22. Köln: Dr. Otto Schmidt KG.

82. *Gutenbrunner C., Hildebrandt G., Moog R.,* (Eds.): Chronobiology & Chronomedicine. Basic Research and Applications. Frankfurt am Main, etc.: Peter Lang.

83. *Gutenbrunner C., Hildebrandt G.* (1994): Handbuch der Heilwasser- Trinkkuren. Theorie und Praxis. Stuttgart: Sonntag.

84. *Gutenbrunner C., Rohleder-Stiller C., Elcherid A.* (1995): Untersuchungen über die Wirkung sulfathaltiger Heilwässer auf die Gallenblasengrösse – Hormonelle Steuerungsmechanismen und tageszeitliche Einflüsse. In: Pratzel H.G., ed.: Health Resort Medicine. Geretsried: ISMH, 235-242.

85. *Gwinner E. (1968):* Circannuale Periodik als Grundlage des jahreszeitlichen Funktionswechsels bei Zugvögeln. J. Orn.; 109:70-95.

86. *Haken H., Koepchen H.P.* (1990): Rhythms in Physiological Systems. Proceedings of the International Symposium at Schloss Elmau. Berlin: Springer; 55:208-740.

87. *Halberg F., Engeli M., Hamburger C., Hillmann D.* (1965): Spectral resolution of low-frequency, small-amplitude rhythms in excreted 17- Ketosteroid: probable androgen induced circaseptan desynchronization. Acta endocr.; 103:5-54.

88. *Halberg F.* (1967): Claude Bernard and the »extreme variability of the internal milieu«. In: Grande F., Visscher M.B., eds.: Claude Bernard and Experimental Medicine. Cambridge, Massachusetts: Schenkman Publishing Company, 193-210.

89. *Halberg F.* (1969): Chronobiology. Ann. Rev. Physiol.; 31:675-725.

90. *Halberg F., Johnson E.A., Nelson W., Runge W., Sothern R.* (1972): Autorhythmometry – Procedures for Physiologic Self-Measurements and their Analysis. The Physiology Teacher; 1:1-11.

91. *Halberg F.* (1973): Chronobiology und Autorhythmometrie. Fortschr. Med.; 91:131-135.

92. *Halberg F., Lauro R., Carandente F.* (1976): Autorhythmometry leads from single-sample medical check-ups toward a health science of time series. La Ricerca Clin. Lab.; 6:207-250.

93. *Halberg F., Carandente F., Cornelissen G., Catinas G.S.* (1977): Glossary of Chronobiology. Chronobiologia; 4:1-189.

94. *Halberg E., Halberg F., Halberg J., Halberg F.* (1985): Circaseptan (about 7-day) and circasemiseptan (about 3,5-day) rhythms and contributions by Ladislav Dérer. Biologia (Bratislava); 40:1119-1141.

95. *Halberg F., Barnwell F., Hrushesky W., Lakatua D.* (1986): Chronobiology. A science in tune with the rhythms of life. Minneapolis: Earl Bakken, 1-20.

96. *Halberg F., Cornelissen G., Bingham C.* (1986): Neonatal monitoring to assess risk for hypertension. Postgrad. Med.; 79:44-46.

97. *Halberg E., Halberg F., Halberg J., Halberg F.* (1986): Circaseptan (about 7-day) and circasemiseptan (about 3,5-day) rhythms and contributions by Ladislav Dérer. Biologia (Bratislava); 41:233-252.

98. *Halberg F. Cornelissen G., Carandente F.* (1991): On with the human chronome initiative: the

legacy of Norberto Motalbetti. Chronobiologia; 18:105-106.

99. *Halberg F., Cornelissen G.* (1991): Consensus concerning the chronome and the addition to statistical significance of scientific signification. Biochim. Clin.; 15:159-162.

100. *Halberg F., Cornelissen G., Wrbsky P., et al.* (1994): About 3.5- day (circasemiseptan) and about 7-day (circaseptan) blood pressure features in human prematurity. Chronobiologia; 21:146-151.

101. *Halberg F.* (1995): The week in phylogeny and ontogeny: Opportunities for oncology. In vivo; 9:269-278.

102. *Haus E., Lakatua D.J., Sackett-Lundeen L.L., Swoyer J.* ((o.J.)): In: Rietveld W.J. ed.: Clinical Aspects of Chronobiology. CIP-Gegevens Koninklijke Bibliothek, Den Haag, 13-83.

103. *Heckert H.* (1961): Lunationsrhythmen des menschlichen Organismus. Leipzig: Akademische Verlagsgesellschaft Geest & Portig KG.

104. *Heckmann C., Hildebrandt G., Hoffmann E., Klemp G., Raschke F.* (1979): Über den Einfluß der Tagesrhythmik auf die erythropoetische Reaktion. Untersuchungen nach intermittierender Unterdruckbelastung. Z. Phys. Med.; 8:135-144.

105. *Heckmann C.* (1994): Chronobiologische Bausteine zur pathologischen und therapeutischen Physiologie. Habil.-Schrift Univ. Witten-Herdecke.

106. *Hejl Z.* (1986): Periodisches System biologischer Rhythmen. 3. DDR- UdSSR Symposium Chronobiologie und Chronomedizin, 1.-6. Juli 1986. Halle (Saale). ref. P.51.

107. *Hejl Z., Pochobradsky J., Vitek L.* (1991): Periodic System of Biological Rhythms: Spectrum of Human Physiological Periodicities. In: Surowiak J., Lewandowski M., eds.: Chronobiology & Chronomedicine. Basic Research and Applications. Frankfurt am Main etc.: Peter Lang, 237-241.

108. *Heller M.* (1981): Die Wirkung lokaler Wärmeanwendungen (Fango- Paraffin- Packungen) auf Kreislauf und Thermoregulation bei Applikation zu verschiedenen Tageszeiten. Med Inaug.-Diss. Marburg/Lahn.

109. *Hildebrandt G.* (1953): Über den Tagesgang der Atemfrequenz. Z. klin. Med.; 150:433-444.

110. *Hildebrandt G., Engelbertz P.* (1953): Bedeutung der Tagesrhythmik für die physikalische Therapie. Arch. phys. Ther. (Leipzig); 5:160-170.

111. *Hildebrandt G., Engelbertz P., Hildebrandt-Evers G.* (1954): Physiologische Grundlagen für eine tageszeitliche Ordnung der Schwitzprozeduren. Z. klin. Med.; 152:446-468.

112. *Hildebrandt G.* (1956): Unveröffentlichtes Manuskript. Beim Verfasser.

113. *Hildebrandt G.* (1957): Über tagesrhythmische Steuerung der Reagibilität. Untersuchungen über den Tagesgang der akralen Wiedererwärmung. Arch. phys. Ther. (Leipzig); 9:292-303.

114. *Hildebrandt G.* (1960): Die rhythmische Funktionsordnung von Puls und Atmung. Z. angew. Bäder- u. Klimaheilk.; 7:533-615.

115. *Hildebrandt G.* (1961): Rhythmus und Regulation. Med. Welt; 2:73- 81.

116. *Hildebrandt G.* (1962): Biologische Rhythmen und ihre Bedeutung für die Bäder- und Klimaheilkunde. In: Amelung W., Evers A., (Hrsg.): Handbuch der Bäder- und Klimaheilkunde. Stuttgart: Schattauer, 730-785.

117. *Hildebrandt G.* (1962): Reaktive Perioden und Spontanrhythmik. Reports VII. Conference of the Society for Biological Rhythms. Siena 1960. Panminerva Medica, Torino, 75-82.

118. *Hildebrandt G.* (1963): Die Bedeutung der Atemstossmessung (Pneumometrie) für die Atemfunktionsdiagnostik in der Praxis. Ärztl. Forschg.; 17:571-578.

119. *Hildebrandt G.* (1967): Die Koordination rhythmischer Funktionen beim Menschen. Verh. Dtsch. Ges. Inn. Med.; 73:922-941.

120. *Hildebrandt G., Dupont W.* (1968): Die Beurteilung der Koordination von Herzrhythmus und arterieller Grundschwingung durch Messung der Pulswellenlaufzeit. Pflügers Arch. ges. Physiol. 300:R61.

121. *Hildebrandt G., Witzenrath A.* (1969): Leistungsbereitschaft und vegetative Umstellung im Menstruationsrhythmus: Die cyclischen Schwankungen der Reaktionszeit. Int. Z. angew. Physiol. einschl. Arbeitsphysiol.; 27:266-282.

122. *Hildebrandt G.* (1969): Arterielle Pulsation und rhythmische Koordination. In: Pestel E., Liebau G., Hrsg.: Phänomen der pulsierenden Strömung im Blutkreislauf in technologischer, physiologischer und klinischer Sicht. Hochschulskripten. Mannheim, etc.: Bibliographisches Institut; 1:34-52.

123. *Hildebrandt G., Lowes E.M.* (1972): Tagesrhythmische Schwankungen der vegetativen Lichtreaktionen beim Menschen. J. Interdiscipl. Cycle Res.; 3:289-301.

124. *Hildebrandt G.* (1974): Circadian variations of thermoregulatory response in man. In: Scheving L.E., Halberg F., Pauly J.E., eds.: Chronobiology. Stuttgart: Georg Thieme, 234-240.

125. *Hildebrandt G.* (1976): Biologische Rhythmen und Arbeit. Wien, etc.: Springer.

126. *Hildebrandt G.* (1976): Outline of Chronohygiene. Chronobiologia; 3:113-127.

127. *Hildebrandt G.* (1977): Hygiogenese. Grundlinien einer therapeutischen Physiologie. Therapiewoche; 27:5384-5397.

128. *Hildebrandt G., Breithaupt H., Döhre S., Stratmann I., Werner M.* (1977): Untersuchungen zur arbeitsphysiologischen Bedeutung und Bestimmung der circadianen Phasentypen. Z. Arbeitswiss.; 31:98-102.

129. *Hildebrandt G., Hessberger J., Moog R., Rieck A., Strempel H., Wendt H.W.* (1977): Tagesrhythmische Einflüsse auf das Adaptationsvermögen des Menschen (Muskelkrafttraining, sensomotorisches Lernen, Kältehabituation). Arbeitsberichte des Sonderforschungsbereiches »Adaptation und Rehabilitation« (SFB 122); 4:158-208.

130. *Hildebrandt G., Bestehorn H.P., Strempel H.* (1977): Circadian variation of a non-specific activation system in man. In: Tromp S.W., ed.: Progress in Human Biometeorology. Amsterdam: Swets & Zeitlinger; 1:223-232.

131. *Hildebrandt G.* (1978): Chronobiologische Grundlagen der Prävention und Rehabilitation. Z. angew. Bäder- u. Klimaheilk.; 25:326-346.

132. *Hildebrandt G., Klein H.R.* (1979): Über die Phasenkoordination von mütterlichem und foetalem Herzrhythmus während der Schwangerschaft. Klin. Wschr.; 57:87-91.

133. *Hildebrandt G.* (1979): Rhythmical Functional Order and Man's Emancipation from the Time Factor. In: Schaefer K.E., Hildebrandt G., Macbeth N., eds.: Basis of an individual physiology. New York: Futura Publishing Company, 15-43.

134. *Hildebrandt G.* (1980): Survey of Current Concepts Relative to Rhythms and Shift Work. In: Scheving L., Halberg F., eds.: Chronobiology: Principles and Applications to Shifts in Schedules. NATO Advanced study institutes series D.Nr.3. Alphen aan den Rijn: Sijthoff & Noordhoff International Publishers B.V., 261-292.

135. *Hildebrandt G.* (1980): Chronobiologische Grundlagen der Ordnungstherapie. In: Brüggemann W., Hrsg.: Kneipptherapie, ein Lehrbuch. Berlin, etc.: Springer, 177-228.

136. *Hildebrandt G.* (1981): Rhythmen (biologische) In: Enzyklopädie Naturwissenschaft und Technik. München: Moderne Industrie, 4:3666-3678.

137. *Hildebrandt G.* (1982): Zur Zeitstruktur adaptiver Reaktionen. Z. Physiother.; 34:23-34.

138. *Hildebrandt G.* (1982): The time structure of adaptive processes. In: Hildebrandt G., Hensel H., Hrsg.:»Biological Adaption«. Stuttgart, etc.: Thieme, 24-39.

139. *Hildebrandt G.* (1985): Therapeutische Physiologie. Grundlagen der Kurortbehandlung. In: Amelung W., Hildebrandt G., Hrsg.: Balneologie und medizinische Klimatologie. Berlin, etc.: Springer.

140. *Hildebrandt G.* (1985): Biologische Rhythmen und Umwelt des Menschen. In: Graul E.H., Pütter S., Hrsg.: Environmentologie - Mensch und Umwelt. Medicinale XV- Iserlon 28. u. 29.09.1985. Iserlohn: Medice Hausdruck, 1-43.

141. *Hildebrandt G.* (1986): Chronobiologische Grundlagen der Ordnungstherapie. In: Brüggemann W., Hrsg.: Kneipptherapie. (2. Aufl.) Berlin, etc.: Springer, 170-221.

142. *Hildebrandt G.* (1986): Functional significance of ultradian rhythms and reactive periodicity. J. interdiscipl. Cycle Res.; 17:307-319.

143. *Hildebrandt G.* (1986): Coordination of cardiac and respiratory rhythms and therapeutical effects on it. Journal of the Autonomic Nervous System, 253-263.

144. *Hildebrandt G., Deitmer P., Moog R., Pöllmann L.* (1987): Physiological criteria for the optimization of shift work (relations to field studies). In: Oginski A., Pokorski J., Rutenfranz J., eds.: Contemporary advance in shift work research. Theoretical and practical aspects in the late eighties. Krakow: Medical Academy, 121-131.

145. *Hildebrandt G., Moog R., Raschke F., eds..* (1987): Chronobiology & Chronomedicine. Basic Research and Applications. Frankfurt am Main, etc.: Peter Lang.

146. *Hildebrandt G., Pöllmann L.* (1987): Chronobiologie des Schmerzes. Heilkunst; 100:340-358.

147. *Hildebrandt G.* (1987): The Autonomous Time Structure and Its Reactive Modifications in the Human Organism. In: Rensing L., an der Heiden U., Mackey M.C. eds.: Temporal Disorder in Human Oscillatory Systems. Berlin, etc.: Springer, 160-175.

148. *Hildebrandt G.* (1988): Temporal order of ultradian rhythms in man. In: Hekkens W.T.J., Kerkhof G.A., Rietfeld W.J., eds.: Trends in Chronobiology. Oxford etc.: Pergamon Press. 107-122.

149. *Hildebrandt G.* (1988): Allgemeine Grundlagen der physikalischen Medizin und Kurortbehandlung. In: Schneider J., Goecke C., Zysno E.A., Hrsg.: Praxis der gynäkologischen Balneo- und Physiotherapie. Stuttgart: Hippokrates, 11-23.

150. *Hildebrandt G.* (1988): Die Bedeutung circadianer Rhythmen für die Bewegungstherapie. Z. Phys. Med.; 17:72-75.

151. *Hildebrandt G.* (1989): Chronobiologische Grundlagen der Kurortbehandlung. In: Schmidt K.L.,(Hrsg.): Kompendium der Balneologie und Kurortmedizin. Darmstadt: Steinkopff, 119-168.

152. *Hildebrandt G.* (1990): Circaseptane Reaktionsperiodik beim Menschen. Eine Zeitstruktur von Krankheit und Heilung. Therapeutikon; 4:402-413.

153. *Hildebrandt G.* (1990): Allgemeine Grundlagen. Wirkprinzipien der Physikalischen Therapie. In: Drexel H., et al. Hrsg.: Physikalische Medizin. Stuttgart: Hippokrates, 13-80.

154. *Hildebrandt G., Bandt-Reges, I.* (1992): Chronobiologie in der Naturheilkunde. Grundlagen der Circaseptanperiodik. Heidelberg: Karl F. Haug.

155. *Hildebrandt G., Moog R., Kändler B.* (1992): Über den Verlauf einiger Befindensparameter während der Kurbehandlung in Bad Soden-Salmünster. Heilbad u. Kurort; 43:54-59.

156. *Hildebrandt G.* (1992). Chronobiological aspects of endocrinology. In: Hiroshige T., Fujimoto S., Honma K., eds.: Endocrine Chronobiology. Sapporo: Hokkaido University Press; 3-14.

157. *Hildebrandt G.* (1992): Störungen des biologischen Tagesrhythmus durch das verlängerte Wochenende. In: Schickert K., Hrsg.: Fünf-Tage-Woche an der Waldorfschule? Erziehungskunst; 1:34-37.

158. *Hildebrandt G.* (1993): Reactive modifications of the autonomous time structure of biological functions in man. Ann. Ist Super. Sanit.; 29:545-557.

159. *Hildebrandt G., Pöllmann L., Strempel H.* (1993): Chronobiologische Aspekte des Schmerzes. In: Stacher A., (Hrsg.): Ganzheitsmedizin und Schmerz. Dritter Wiener Dialog. Wien: Facultas-Universitätsverlag GmbH; 9:40-61.

160. *Hildebrandt G.* (1993): Die Zeitgestalt des Menschen. In: Kniebe G., Hrsg.: Was ist Zeit? Stuttgart: Freies Geistesleben, 163-197.
161. *Hildebrandt G.* (1993). Physiologische Grundlagen einer hygiogenetisch orientierten Therapie. In: Albrecht H., Hrsg.: Heilkunde versus Medizin? Gesundheit und Krankheit aus der Sicht der Wissenschaften. Stuttgart: Hippokrates, 86-103.
162. *Hildebrandt G.* (1993). Rhythmische Strukturen in der Physiologie des Menschen und in der Musik. In: Petersen P., Fervers-Schorre B., Schwerdtfeger J., Hrsg.: Psychosomatische Gynäkologie und Geburtshilfe. Berlin, etc.: Springer, 32-45.
163. *Hildebrandt G.* (1993). Coordination of biological rhythms. Frequency- and phase coordination of rhythmic functions in man. In: Gutenbrunner C., Hildebrandt G., Moog R., eds.: Chronobiology & Chronomedicine. Basic research and applications. Frankfurt am Main, etc.: Peter Lang, 194-215.
164. *Hildebrandt G.* (1994): Chronobiologische Aspekte des Kindes- und Jugendalters. Bildung und Erziehung; 47: 433-460.
165. *Hildebrandt G., Gutenbrunner C.* (1996): Über adaptive Normalisierung. Forsch. Komplementärmed; 3:236-243.
166. *Hiroshige T., Fujimoto S., Honma K., eds.* (1992): Endocrine Chronobiology. Sapporo: Hokkaido University Press.
167. *Holst E.v.* (1939): Die relative Koordination als Phänomen und als Methode zentralnervöser Funktionsanalyse. Ergebn. Physiol.; 42:228-306.
168. *Honziková N., Fiser B., Konvicková E.* (1991): Spectral analysis of heart rate variability in premature newborns. In: Chronobiology & Chronomedicine. Frankfurt am Main, etc.: Peter Lang, 98-102.
169. *Horne J.A., Östberg O.* (1976): A self-assessment questionnaire to determine morningness-eveningness in human circadian rhythms. International Journal of Chronobiology; 4:97-110.
170. *Horst-Meyer H. zur, Heidelmann G.* (1953): Menstruationszyklus, Gravidität und akrale Hautdurchblutung. Schweiz. Med. Wochenschr.; 83:450-452.
171. *Hufeland C.W.* (1817): Makrobiotik, oder die Kunst das menschliche Leben zu verlängern. Reutlingen.
172. *Hübner K.* (1969): Die Periodik der DNS-Synthese nach unspezifischen Reizen. Arch. phys. Ther. (Leipzig); 21:251-260.
173. *Jansen G., Rutenfranz J., Singer R.* (1966): Über die circadiane Rhythmik sensumotorischer Leistungen. Int. Zschr. angew. Physiol. einschl. Arbeitsphysiol.; 22:65-83.
174. *Ilmarinen J., Klimt F., Rutenfranz J.* (1975): Circadian variations of aerobic power. In: Colquhoun P., et al.; Hrsg.: Experimental Studies of Shiftwork. Forschungsberichte d. Landes Nordrh.-Westf. Nr. 2513. Opladen: Westdeutscher, 265-272.
175. *Ishihara K., Saitoh T.* (1984): Validity of the japanese version of the morningness-eveningness questionnaire. Perc. and Mot. Skills; 59:863-866.
176. *Jäger R.I.* (1970): Untersuchungen über den Seitigkeitswechsel der Nasenatmung. Med. Inaug.-Diss. Marburg/Lahn.
177. *Jungmann H.* (1962): Das Klima in der Therapie innerer Erkrankungen. Untersuchungen im Hochgebirge und an der Nordsee. München: Barth.
178. *Kaiser H., Cornelissen G., Halberg F.* (1990): Paleochronobiology: circadian rhythms, gauges of adaptive Darwinian evolution, about 7-day (circaseptan) rhythms, gauges of integrative internal evolution. Progress in Clinical and Biological Research; 341:755-762.
179. *Kapferer J.M.* (1954): Der nutzbare Anteil der Vitalkapazität (Tiffeneau-Test). Thoraxchirurgie; 1:547-557.
180. *Kawai-Hitosi.* (1954): The effect of pressure on the body surface upon the temperature of the human turbinate. J. Physiol. Soc. Japan; 16:647-655.
181. *Kendall M.G.* (1975): Time-Series. London: Charles Griffin and Company Ltd.
182. *Kenner T.* (1979): Physical and mathematical modeling in cardiovascular systems. In: Hwang N.H.C., Gross D.R., Patel D.J., eds. Quantitative cardiovascular studies Clinical research applications and engineering principles. Baltimore: University Park Press.
183. *Kenner T.* (1986): On the role of optimization in the cardiovascular system. Bas. Res. Cardiol. 81, Suppl. 1: 73-78.
184. *Kenner C., et al.* (1995): Unveröffentlichtes Manuskript. Graz: Physiologisches Institut.
185. *Kerkhof G.A.* (1985): Inter-individual differences in the human circadian system: A review. Biological Psychology; 20:83-112.
186. *Klein K.E., Brüner H., Finger R., Schalkäuser K., Wegmann H.M.* (1966): Tagesrhythmik und Funktionsdiagnostik der peripheren Kreislaufregulation. Int. Z. angew. Physiol. einschl. Arbeitsphysiol.; 23:125-139.
187. *Klemp G.* (1976): Untersuchungen über den Einfluß der Tagesrhythmik auf die erythropoetische Reaktion nach intermittierender Unterdruckexposition. Marburg/Lahn: Med. Inaug.-Diss.
188. *Klöppel H.B.* (1980): Circannuale Änderungen der circadianen Phasenlage des Menschen. Marburg/Lahn: Humanbiol. Inaug.-Diss.
189. *Kneipp S.* (1974): So sollt ihr leben. München: Ehrenwirth.
190. *Knoerchen R., Gundlach E.M., Hildebrandt G.* (1976): Tagesrhythmische Schwankungen der visuellen und vegetativen Lichtempfindlichkeit beim Menschen. In: Hildebrandt G., Hrsg.: Biologische Rhythmen und Arbeit. Wien, etc.: Springer, 43-53.
191. *Knoerchen H.P.* (1974): Tagesrhythmische Untersuchungen zum Mechanismus der Bronchodila-

tation bei Arbeit (bronchomotorische Arbeitsreaktion). Marburg/Lahn: Med. Inaug.-Diss.

192. *Koepchen H.P.* (1962): Blutdruckrhythmik. Eine Untersuchung über die Bedeutung der zentralen Rhythmik für die nervöse Kreislaufsteuerung. Darmstadt: Dr. Dietrich Steinkopff.

193. *Kohlrausch W.* (1943): Periodische Änderungen des Sehens, eine neuentdeckte Anpassung des Auges an die Umwelt. Med. Klin.; 389.

194. *Kohlrausch W.* (1943): Periodische Änderungen des Farbensehens. In: »Film und Farbe«, Berlin: Schriftenreihe der Reichsfilmkammer. 9:98-102.

195. *Kramer G.* (1953): Die Sonnenorientierung der Vögel. Verh.Dtsch.zool.Ges; Freiburg, 72-84.

196. *Kreis H., Lacombe M., Noel L.H., Descamps J.M., Chailley J., Crosinier J.* (1978): Kidney-Graft Rejections: Has the need for steroids to be re-evaluated? Lancet, 2(8101):1169-1172.

197. *Kripke D.F.* (1985): Therapeutic effects of bright light in depressed patients. Ann.of the New York Academy of Sciences; 453:270-281.

198. *Kümmel H.C., Schreiber K., Koenen J.v.* (1982): Untersuchungen zur Therapie mit Crataegus. Herzmedizin; 5:157-165.

199. *Lacey L.* (1974): Lunaception. Der weibliche Körper in Harmonie mit dem Mondzyklus. Natürliche Geburtskontrolle. Berlin: Schwarze Katz.

200. *Lang H.J.* (1970): Mondphasenabhängigkeit des Farbensehens. Umschau Naturwiss. Techn.; 70:445-446.

201. *Lavernhe J.* (1970): Wirkungen der Zeitverschiebung in der Luftfahrt auf das Flugpersonal. Münch.med.Wschr.; 112:1746-1752.

202. *Lavie P.* (1985): Ultradian Rhythms: Gates of Sleep and Wakefulness. In: Experimental Brain Research. Berlin, etc.: Springer, 12:148-164.

203. *Lehmann G.* (1962): Praktische Arbeitsphysiologie. Stuttgart: Georg Thieme.

204. *Lehofer M., Moser M., Hoehn-Saric R., Hildebrandt G., Drnovsek B., Niederl T., Zapotoczky H.G.* (1996): Diminished pulse-respiration-coupling in depressed patients. Biological Psychiatry; 39:526.

205. *Lemmer H.* (1984): Chronopharmakologie. Tagesrhythmus und Arzneimittelwirkung. Stuttgart: Wissenschaftl. Verlagsgesellschaft.

206. *Levi F., Hrushesky W., Haus E,. Halberg F., Scheving L.E., Kennedy B.J.* (1980): Experimental chrono-oncology. In: Scheving L.E., Halberg F., (eds.): Chronobiology: Principles and Applications to Shifts in Schedules. Alphen aan den Rijn. (The Netherlands): Sijthoff and Noordhoff.

207. *Levi F., Halberg F.* (1982): Circaseptan (about 7-day) bioperiodicity - spontaneous and reactive - and the search for pacemakers. Ric. Clin. Lab.; 12:323-370.

208. *Levine H., Halberg F.* (1971): Clinical Aspects of Autorhythmometry. Little Rock.

209. *Lewy A.J., Sack R.L.* (1986): Minireview: light therapy and psychiatry. Proc. Soc. Exp. Biol. Med.; 183:11-18.

210. *Lewy A.J., Ahmed S., Jackson J.M.C., Sack R.L.* (1992): Melatonin Shifts Human Circadian Rhythms According to a Phase-Response Curve. Chronobiology International; 9:380-392.

211. *Lindsey J.K.* (1993): Models for Repeated Measurements. Oxford: Clarendon Press.

212. *Linné C.v.* (1763): Philosophia botanica. Viennae. Sigmaringen: Jan Thorbecke.

213. *Meier-Ewert K.* (1989): Tagesschläfrigkeit. Edition medizin. Weinheim: VCH Verlagsgesellschaft.

214. *Mensen H.* (1988): Autogenes Training in Prävention und Rehabilitation. Erlangen: Perimed Fachbuch-Verlagsgesellschaft.

215. *Menzel W.* (1952): Wellenlänge, Phase und Amplitude der menschlichen Nierenrhythmik. Ärztl. Forschung 6; 1/455-462.

216. *Menzel W.* (1955): Therapie unter dem Gesichtspunkt biologischer Rhythmen. In: Lampert H. et al. Hrsg.: Ergebnisse der Physikalisch-diätetischen Therapie. Dresden, etc.: Steinkopff; 5:1-38.

217. *Menzel W.* (1962): Menschliche Tag-Nacht-Rhythmik und Schichtarbeit. Basel, etc.: Schwabe.

218. *Menzel W.* (1967): Biorhythmik und Blutdruckregulation Z. ges. Inn. Med.; 22:201-206.

219. *Menzel W.* (1987): Clinical Roots of Biological Rhythm Research (Chronobiology). In: Hildebrandt G., Moog R., Raschke F., eds.: Chronobiology & Chronomedicine. Basic Research and Applications. Frankfurt am Main, etc.: Peter Lang, 277-287.

220. *Mikulecky J.M., Ondrejeka P.* (1993): Moon cycle and acute diarrheal infections in Bratislava 1988-1990. In: Gutenbrunner C., Hildebrandt G., Moog R., eds.: Chronobiology & Chronomedicine. Basic Research and Applications. Frankfurt am Main, etc.: Peter Lang, 356-360.

221. *Mikulecky M., Moravcikova G., Czanner S.* (1996): Lunisolar tidal waves, geomagnetic activity and epilepsy in the light of multivariate coherence. Brazilian Journal of Medical and Biological Research; 29:1069-1072.

222. *Millahn H.P.* (1962): Das Verhältnis von Pulsperiodendauer zur Dauer der arteriellen Grundschwingung bei Jugendlichen. Z. Kreislaufforsch.; 51:1151-1159.

223. *Millahn H.P., Eckermann P.* (1966): Das Verhältnis von Pulsperiodendauer zur Dauer der arteriellen Grundschwingung. Pflügers Arch. ges. Physiol.; 289:296.

224. *Minors D.S., Waterhouse J.M.* (1984): The use of constant routines in unmasking the endogenous component of human circadian rhythms. Chronobiol. International, 1.203-216.

225. *Minors D.S., Waterhouse J.M.* (1989): Masking in humans: the problem and some attempts to solve it. Chronobiol. International; 6:29-54.

226. *Minors D., Waterhouse J., Rietveld W.J.* (1996): Constant Routines and »Purification« Methods: Do They Measure the Same Thing? Biological Rhythm Research; 27:166-174.

227. *Miyakawa K., Koepchen H.P., Polosa C.* (1984): Mechanisms of blood pressure waves. Berlin, etc.: Springer.

228. *Mletzko H.G., Mletzko I.* (1977): Biorhythmik. Die neue Brehm-Bücherei (507). Wittenberg, Lutherstadt: A. Ziemsen.

229. *Mletzko I., Mletzko H.G.* (1985): Biorhythmik (Elementareinführung in die Chronobiologie). Wittenberg, Lutherstadt: A. Ziemsen.

230. *Moog R., Wendt H.W.* (1976): The factor analysis of the Horne-Östberg-Questionnaire. Unpublished manuscript.

231. *Moog R.* (1978): Entwicklung eines Fragebogens zur Bestimmung der individuellen circadianen Phasenlage. Deutsche Forschungsgemeinschaft, Arbeitsbericht des Sonderforschungsbereiches 122 (Adaptation und Rehabilitation). Marburg/Lahn, 96–101.

232. *Moog R., Hauke P., Kittler H.* (1982): Interindividual differences in tolerance to shiftwork related to morningness-eveningness. In: Hildebrandt G., Hensel H., eds.: Biological Adaptation. Stuttgart, etc.: Thieme, 95–101.

233. *Moog R.* (1987): Disturbances of the circadian system due to masking effects. In: Rensing L., an der Heiden U., Mackey M.C., eds.: Temporal Disorder in the Human Oscillatory Systems. Berlin, etc.: Springer, 186–188.

234. *Moog R.* (1988): Die individuelle circadiane Phasenlage – Ein Prädiktor der Nacht- und Schichtarbeitstoleranz. Marburg/Lahn: Naturwiss. Inaug.-Diss.

235. *Moog R., Hildebrandt G.* (1989): Adaptation to shift work - experimental approaches with reduced masking effects. Chronobiology International; 6:65–75.

236. *Moog R., Hildebrandt G., Plamper H., Steffens B.* (1990): Circadian rhythms and circadian synchronisation in blind persons. In: Morgan E. Hrsg.: Chronobiology & Chronomedicine, Frankfurt am Main etc.: Peter Lang, 52–55.

237. *Moog R.* (1991): Morgentypen - Abendtypen. Münch. Med. Wschr.; 133:26–28.

238. *Moore J.G., Halberg F.* (1987): Circadian rhythm of gastric acid secretion in active duodenal ulcer: chronobiological statistical characteristics, a comparison of acid secretory and plasma gastrin patterns with healthy subjects and postvagotomy and pyloroplasty patients. Chronobiology Int.; 4:101–110.

239. *Moore J.G., Goo R.H.* (1987): Day and night aspirin induced gastric mucosal damage and protection by ranitidine in man. Chronobiol. Int.; 4:43–52.

240. *Morath M.* (1974): The four-hour feeding rhythm of the baby as a free running endogenously regulated rhythm. Int. J. Chronobiol.; 2:39–45.

241. *Morgan E.,* (ed.) (1990): Chronobiology & Chronomedicine. Basic Research and Applications. Frankfurt am Main: Peter Lang.

242. *Moser M., Lehofer M., Sedminek A., Lux M., Zapotoczky H.G., Kenner T., Noordergraaf A.* (1994): Heart rate variability as a prognostic tool in cardiology. Circulation; 90:1078–1082.

243. *Moser M., Lehofer M., Hildebrandt G., Voica M., Egner S., Kenner T.* (1995): Phase- and frequency coordination of cardiac and respiratory function. Biological Rhythm Research; 26:100–111.

244. *Moser M., Lehofer M., Hoehn-Saric R., Egner S., Voica M., Messerschmidt D., Zeiringer H., Kenner T.* (1996): Factors influencing cardiac vagal tone in depressed patients. Biological Psychiatry; 39:526.

245. *Östberg O.* (1976): Zur Typologie der circadianen Phasenlage. Ansätze zu einer praktischen Chronohygiene. In: Hildebrandt G. Hrsg.: Biologische Rhythmen und Arbeit. Wien, etc.: Springer, 117–137.

246. *Pauli R.* (1951): Der Pauli-Test. Seine sachgemässe Durchführung und Auswertung. München: Barth JA, 1–77.

247. *Pavlovic V.* (1983): Bioloska Ritmika. Sarajevo: »Svjetlost«, OOUR Zavod za udzbenike i nastavna sredstva.

248. *Penaz J.* (1970): The blood pressure control system: a critical and methodological introduction. In: Koster M., Mustaph H., Visser P., eds.: Psychosomatics in Essential Hypertension. Basel, etc.: Karger, 125–150.

249. *Penaz J.* (1978): Mayer waves: history and methodology. Automedica; 2:135–141.

250. *Pengelly E.T.* (1974): Circannual Clocks. Annual Biological Rhythms. New York, etc.: Academic Press.

251. *Portaluppi F., Smolensky M.H., eds.* (1996): Time dependent structure and control of arterial blood pressure. New York: The New York Academy of Sciences, 783.

252. *Pöllmann L.* (1974): Über den Tagesrhythmus der Schmerzempfindlichkeit der Zähne. Wehrmed. Mschr.; 18:142–144.

253. *Pöllmann L., Hildebrandt G.* (1979): Über tagesrhythmische Veränderungen der Placebowirkung auf die Schmerzschwelle gesunder Zähne. (Beitrag zu einer Physiologie der Placeboeffekte). Klin. Wschr.; 57:1312–1327.

254. *Pöllmann L.* (1980): Der Zahnschmerz – Chronobiologie, Beurteilung und Behandlung. München, etc.: Carl Hanser.

255. *Pöllmann L., Hildebrandt G.* (1982): Chronobiologie der Schmerzempfindung. Therapiewoche; 32:2214–2226.

256. *Pöllmann L., Hildebrandt G.* (1982): Long-term control of swelling after maxillo-facial surgery: A study of circaseptan reactive periodicity. Inter. J. Chronobiology; 8:105–114.

257. *Pöllmann L.* (1984): Chronobiologische Untersuchungen zur analgetischen und antiphlogistischen Wirkung verschiedener Präparate. Schmerz; 5:97–100.

258. *Pöllmann L.* (1985): Untersuchungen zum tagesrhythmisch gehäuften Auftreten von Kollapsepisoden bei Krankenhauspersonal. Verh. Dtsch. Ges. Arb.-Med.; 25:423–427.

259. *Pöllmann L., Hildebrandt G., Mehrhoff S., Schrage E.* (1986): Schmerzempfindlichkeit, Vigilanzleistungen und orthostatische Regulationen im Menstruationszyklus. In: Szadkowski D., Hrsg.: Verhandlungen der Dtsch.Ges.f.Arbeitsmedizin, Stuttgart: Gentner; 1:131–136.

260. *Prins J.de, Cornelissen G., Malbecq W.* (1986): Statistical procedures in chronobiology and chronopharmacology. In: Reinberg A., Smolensky M., Labrecque G., eds.: Annual Review of Chronopharmacology. Oxford, etc.: Pergamon Press; 2:27-141.

261. *Raschke F., Bockelbrink W., Hildebrandt G.* (1977): Spectral analysis of momentary heart rate for examination of recovery during night sleep. In: Koella P., Levin P., eds.: Sleep 1976. Proc. 3rd Europ. Congr. Sleep Res. Basel, etc.: Karger, 298-301.

262. *Raschke F.* (1981): Die Kopplung zwischen Herzschlag und Atmung beim Menschen. Marburg/Lahn: Humanbiol. Inaug.-Diss.

263. *Raschke F.* (1982): Analysis of the frequency and phase relationships of circulatory and respiratory rhythms during adaptive processes. In: Hildebrandt G., Hensel H., eds.: Biological Adaptation. Stuttgart, etc.: Thieme, 52-63.

264. *Raschke F., Drisch W., Hildebrandt G.* (1985): Untersuchungen zum Längsschnittverhalten der Herzperiodenvariabilität im Kurverlauf. Z. Phys. Med.; 14:308-309.

265. *Raschke F.* (1987): Various components of respiratory control during sleep, rest, and strain. In: Peter J.H., Podszus T., Wichert P.v., eds.: Sleep related disorders and internal diseases. Berlin, etc.: Springer, 83-88.

266. *Reiman H.A.* (1963): Periodic Disease. Philadelphia: F.A.Davis.

267. *Reinberg A., Halberg F.* (1971): Circadian Chronopharmacology. Ann. Rev. Pharmacol.; 11:455-492.

268. *Reinberg A., Smolensky M.H.* (1983): Biological rhythms and medicine. Cellular, metabolic, physiopathologic, and pharmacologic aspects. New York, etc.: Springer.

269. *Reiter R.J.*, ed. (1984): The Pineal Gland. New York: Raven Press.

270. *Rensing L., Hardeland R.* (1990): The cellular mechanism of circadian rhythms - a view on evidence, hypotheses, and problems. Chronobiol.International.; 7:353-370.

271. *Richter C.P.* (1960): Biological clocks in medicine and psychiatry: Shockphase Hypothesis. Proc. Nat. Acad. Sci.; 46:1506-1530.

272. *Richter C.P.* (1965): Biological clocks in medicine and psychiatry. Springfield, Illinois: Charles C. Thomas.

273. *Rieck A. (1973):* Tagesrhythmische Veränderungen des Beinvolumens bei orthostatischer Belastung unter Berücksichtigung des Blutdruck- und Pulsfrequenzverhaltens. Marburg/Lahn: Humanbiol. Inaug.-Diss.

274. *Rieck A., Kaspareit A., Hildebrandt G.* (1976): Zur Frage tagesrhythmischer Muskelkraftschwankungen. Verh. Dtsch. Ges. Arbeitsmed.; 15:359-363.

275. *Rieck A., Kaspareit A.* (1976): Zur Frage tagesrhythmischer Änderungen von maximaler Muskelkraft und Extremitätendurchblutung nach isometrischer Kontraktion. In: Hildebrandt G.,

276. *Riemann D., Berger M.* (1990): The effects of total sleep deprivation and subsequent treatment with clomipramine on depressive symptoms and sleep electroencephalography in patients with a major depressive disorder. Acta Psychiatrica Scandinavica; 81(1):24-31.

277. *Rietveld W.J.* (1987): The central regulation of circadian rhythms. The story of the suprachiasmatic nucleus. In: Schuh J., Gattermann R., Romanov J.A., (eds.): Chronobiologie - Chronomedizin. III. DDR-UdSSR- Symposium. Wissenschaftl. Beiträge 1987/36 (P30). Halle (Saale): Martin-Luther-Universität Halle Wittenberg, 153-160.

278. *Roenneberg T., Morse D.* (1993): Two circadian oscillators in one cell. Nature; 362:362-364.

279. *Roenneberg T., Deng T.S., Eisensamer B., Mittag M., Neher I., Rehman J.* (1995): Zelluläre Mechanismen circadianer Uhren. WMW; 145:385-389.

280. *Rosenkranz K.A.* (1972): Behandlung sympathikotoner Fehlregulationen mit Visken. Münch. med. Wschr.; 114:1154-1158.

281. *Rosenthal N.E., Sack D.A., Carpenter C.J., Parry B.L., Mendelson W.B.* (1985): Antidepressant Effects of Light in Seasonal Affective Disorder. American Journal of Psychiatry; 142:163-169.

282. *Rosenthal N.E., Blehar M.C.*, eds. (1989): Seasonal affective disorders and phototherapy. New York: Guilford Press.

283. *Rosenthal N.E., Wehr T.A.* (1992): Towards understanding the mechanism of action of light in seasonal affectives disorder. Pharmacopsychiatry; 25:56-60.

284. *Rudder B.de.* (1952): Grundriß der Meteorobiologie des Menschen. Berlin, etc.: Springer.

285. *Rutenfranz J.* (1978): Arbeitsphysiologische Grundprobleme von Nacht- und Schichtarbeit. Rheinisch-Westfälische Akad. d. Wissenschaften. Vorträge N 275. Opladen: Westdeutscher; 7-50.

286. *Rüllmann.* (1997): Med. Inaug.-Diss. Marburg/Lahn (In Vorbereitung).

287. *Schandry R.* (1988): Lehrbuch der Psychophysiologie. München, etc.: Psychologie Verlag Union.

288. *Scheving L.E., Tsai T.H., Pauly J.E.* (1986): Chronotoxicology and Chronopharmacology with emphasis on carcinostatic agents. In: Reinberg A., Smolensky M., Labrecque G., eds. Annual Review of Chronopharmacology. Oxford: Pergamon Press, 2.177-191.

289. *Schneider H.* (1985): Morphology of Urinary Tract Concretions. In: Schneider H.J., Ed.: Urolithiasis, Etiology - Diagnosis. Berlin, etc.: Springer, 1-184.

290. *Schneider J., Goecke C., Zysno E.A., Hrsg.* (1988): Praxis der gynäkologischen Balneo- und Physiotherapie. Stuttgart: Hippokrates.

291. *Schnizer W., Erdl R.* (1984): Zur Objektivierung der Wirkung von Kohlensäurebädern auf die Mikrozirkulation der Haut mit einem Laser-Doppler-Flowmeter. Z. Phys. Med.; 13:38-41.

(Hrsg.): Biologische Rhythmen und Arbeit. Wien, etc.: Springer, 21-29.

323. *Uezono K., Bothmann M., Hildebrandt G., Moog R., Kawasaki T.* (1993): Evaluation of the spontaneous variations of cardiovascular variables. In: Gutenbrunner C., Hildebrandt G., Moog R., eds.: Chronobiology and Chronomedicine. Basic Research and Applications. Frankfurt am Main etc.: Peter Lang, 247–253.

324. *Undt W.* (1976): Wochenperioden der Arbeitsunfallhäufigkeit im Vergleich mit Wochenperioden von Herzmuskelinfarkt, Selbstmord und täglicher Sterbeziffer. In: Hildebrandt G., Hrsg.: Biologische Rhythmen und Arbeit. Wien, etc.: Springer, 73–79.

325. *Vauti F., Moser M., Pinter H., Kenner T.* (1985): Day course of blood and plasma density in relation to other hematological parameters. The Physiologist; 28(4):171.

326. *Vecchi A. de,* et al. (1979): Circaseptan (about 7-days) rhythms in human kidney allograft rejection in different geographic locations. In: Reinberg A., Halberg F., eds.: Chronopharmacology. Oxford, etc.: Pergamon Press, 193–202.

327. *Vester F.* (1978): Die Welt, ein vernetztes System. München: DTV.

328. *Voigt E.D., Engel P., Klein H.* (1968): Über den Tagesgang der körperlichen Leistungsfähigkeit. Int. Z. angew. Physiol. einschl. Arbeitsphysiol.; 25:1–12.

329. *Wagner T.O.F., Filicori M. eds.* (1987): Episodic Hormone Secretion: From Basic Science to Clinical Application. Hameln: TM-Verlag.

330. *Wahlund H.* (1948): Determination of the Physical Working Capacity. Acta Med. Scand, 1–78.

331. *Waldhauser F., Steger H.* (1987): Physiology of Melatonin Secretion in Man. In: Wagner T.O.F., Filicori M., eds. Episodic Hormone Secretion: From Basic Science to Clinical Application. Hameln: TM-Verlag, 105–112.

332. *Weckenmann M.* (1973): Über die regulative Wirkung eines Pflanzenextraktes auf die Orthostase. Ärztl. Praxis; 25:1453–1456.

333. *Weckenmann M., Stegmaier J.* (1990): Das Verhalten der Körpertemperatur nach Injektion von Extrakten von Viscum album L. Therapeuticon; 4:46–56.

334. *Weckenmann M., Stegmaier J., Rauch E.* (1993): On the spectrum of the reactive periods studied in patients treated with a cyclic design of pyrogenous drugs. In: Gutenbrunner C., Hildebrandt G., Moog R., eds.: Chronobiology and Chronomedicine. Basic Research and Application. Frankfurt am Main, etc.: Peter Lang, 469–472.

335. *Weh W.* (1973): Tageszeitliche Wirkungsunterschiede des Obergusses nach Kneipp. Ein Beitrag zur Tagesrhythmik der Thermoregulation. Marburg/Lahn: Med. Inaug.-Diss.

336. *Weinsheimer W., Reischl U.* (1996): Wirbelsäulen-Elastizitäts-Modul (WEM). Die Elastizität der Wirbelsäule als quantitativer Parameter bei kontrollierter Belastung und Entlastung. In: Verh. Dtsch. Ges. für Arbeitsmedizin und Umweltmedizin e. V.; 36:129–134.

337. *Wend G., Binz U.* (1984): Die KUSTA (Kurz-Skala-Stimmung- Aktivierung) als Instrument zur Einzelverlaufsbeobachtung bei depressiven Patienten. In: Wolfersdorf M., Straub R., Hole G., Hrg.: Depressive Kranke in der Psychiatrischen Klinik. Regensburg: Roderer, 250–260.

338. *Wendt H.W., Ritter H.R.* (1977): Einige Probleme bei der Erfassung der circadianen Phasenlage aus Verhaltensinventaren und subjektiven Indikatoren. DFG-Kolloquium des Sonderforschungsbereiches 122; 5:37.

339. *Werntz D.A., Bickford R.G., Bloom F.E., Shanahoff-Khalsa D.S.* (1983): Alternating cerebral hemispheric activity and the lateralization of autonomic nervous function. Hum. Neurobiol., Springer, 2(1): 39–43.

340. *Wetterberg L.* (1994): Light and biological rhythm. J. Int. Med.; 235:5–19.

341. *Wetterer E., Kenner T.* (1968): Grundlagen der Dynamik des Arteriensystems. Berlin, etc.: Springer.

342. *Wever R.* (1979): The Circadian System of Man. Berlin, etc.: Springer.

343. *Wever R.A., Polasek J., Wildgruber C.M.* (1983): Bright Light Affects Human Circadian Rhythm. Pflüg.Arch.Eur.J.Physiol.; 396(1):85–87.

344. *Wever R.A.* (1985): Internal interactions within the human circadian system: the masking effect. Experientia; 41:85–87.

345. *Winfree A.T.* (1980): The Geometry of Biological Time. New York, etc.: Springer.

346. *Wojtczak-Jaroszowa J., Banaszkiewicz A.* (1974): Physical working capacity during the day and night. Ergonomics; 17:193–198.

347. *Wylicil P., Weber J.M.* (1969): Circadianrhythmus des Bronchialwiderstandes. Med. Welt; 2:2183–2187.

348. *Zeising M.* (1982): Autogenes Training und reaktiver Kurprozess. Med.Inaug.-Diss. Marburg/Lahn.

349. *Zulley J.* (1993): Schlafen und Wachen. Ein Grundrhythmus des Lebens. In: Held M., Geißler K.A., Hrsg.:Ökologie der Zeit. Vom Finden der rechten Zeitmaße. Edition Universitas. Stuttgart: S. Hirzel, Wissenschaftliche Verlagsanstalt, 53–61.

350. *Zulley J., Berger M. Peter J.H., Clarenbach P.* (Hrsg.) (1995): Chronobiologische Grundlagen der Schlafmedizin. WMW; 145:383–532.

351. *Zulley J., Crönlein T., Hell W., Langwieder K.* (1995). Einschlafen am Steuer: Hauptursache schwerer Verkehrsunfälle. WMW; 145:473.

Hildebrandt, Gunther, em. Prof. Dr. med,

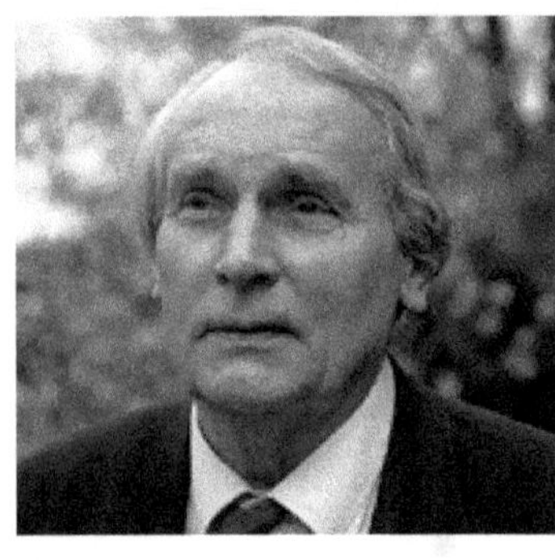

Nato nel 1924. 1942-1949 ha studiato medicina a Tubinga, Strasburgo, Amburgo e Marburgo. Formazione clinica in medicina interna e psichiatria/neurologia.

1951 Assistente scientifico;

1959-1961 Direttore del centro di ricerca balneologica di Bad Orb.

1959 Abilitazione.

1959-1964 Capo dipartimento all'Istituto di Fisiologia dell'Università di Marburgo.

1965 Professore per Fisiologia del lavoro e ricerca sulla riabilitazione all'Università di Marburgo.

1967-1992 Direttore dell'Istituto di fisioterapia e riabilitazione di Bad Berleburg.

1980-1995 Direttore dell'Istituto di ricerca medica termale Bad Wildungen. 1992 Professore emerito, 1993-1997 Professore ospite all'Università di Graz. 1969 Presidente della Società Tedesca di Medicina Fisica.

1971 Vicepresidente della Società Internazionale di Cronobiologia.

1985 Presidente fondatore della Società Europea di Cronobiologia.

Il professor Gunther Hildebrandt, MD, è morto improvvisamente e inaspettatamente il 6 marzo 1999, all'età di 75 anni. Hildebrandt lascia un grande lavoro di una vita nel campo della cronobiologia, della balneologia e dell'igiogenesi (educazione alla salute).

Lehofer, Michael, Univ. Prof. Dr. psych. Dr. med,

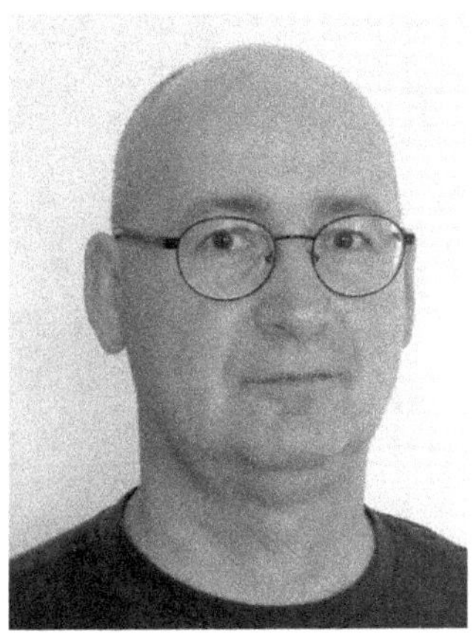

Nato nel 1956, ha studiato medicina all'Università di Graz. Studi di psicologia all'Università di Salisburgo. Formazione come specialista in psichiatria e neurologia (o psicoterapia medica) presso gli ospedali universitari di Innsbruck e Graz. Direttore medico del centro di consulenza sulle droghe della provincia della Stiria. Psicoterapeuta e psicologo clinico e psicologo della salute. Abilitazione presso la clinica universitaria psichiatrica di Graz nel 1997.

Primario di Psichiatria I presso la Clinica Neurologica Provinciale Sigmund Freud dal 1997, nominato professore universitario nel 2004, direttore medico della Clinica Neurologica Provinciale Sigmund Freud, Graz dall'agosto 2008. Michael Lehofer è un convinto sostenitore della moderna psichiatria umanistica.

Moser, Maximilian, Univ.-Prof. Dr.

Nato nel 1956, è un fisiologo umano e cronobiologo professore all'Istituto di Fisiologia dell'Università di Medicina di Graz. Nel 1999 ha fondato il Joanneum Research Institute for Noninvasive Diagnostics a Weiz/Austria, una comunità dinamica di giovani scienziati che lavorano su temi interdisciplinari nel campo della cronobiologia, della fisiologia dei sistemi, dell'igiogenesi e della promozione della salute sul lavoro, e della ricerca sugli effetti dell'acqua. Dal 2010, questo istituto opera come "Human Research Institute for Health Technology and Prevention Research" nella stessa sede. La sua ricerca si concentra sulla ricerca di quei fattori e condizioni che rendono e mantengono sano l'organismo.

Come project manager, Maximilian Moser ha guidato diversi progetti spaziali medici nella stazione spaziale MIR, anche durante il più lungo volo con equipaggio nella storia del volo spaziale. Le conoscenze acquisite lì sono state incorporate in numerosi progetti di medicina clinica e di ricerca sanitaria applicata. Una sua particolare preoccupazione è la connessione tra arte e scienza e i contributi a una visione olistica dell'essere umano.

Email: max.moser@medunigraz.at

Sito web: www.humanresearch.at

IMPRONTA
© 2021 gesundheitsleitsystem, Weiz, Austria.

Design di copertina: Bettina Schenekar, dopo la scultura in marmo "panta
rhei" di Klaus Schrefler davanti alla Karl-Franzens-Universitate Graz.

ISBN 978-3-9503613-2-2 (libro) ISBN 978-3-9503613-8-4 (e-book)

1a edizione italiana 2021
office@humanresearch.at
www.humanresearch.at

Gunther Hildebrandt / Maximilian Moser / Michael Lehofer

Cronobiologia e cronomedicina
ritmi biologici - conseguenze mediche

Le moderne scoperte della cronobiologia nelle piante, negli animali e nell'uomo mostrano che sta emergendo un cambiamento di paradigma di portata simile nella comprensione degli organismi biologici, come è stato avviato dall'introduzione dell'anatomia in medicina. Attraverso la cronomedicina, l'essere umano diventa ora comprensibile come un sistema dinamico che ha una strutturazione temporale altrettanto ricca della familiare strutturazione spaziale. Noi possediamo una "gestalt temporale" così come possediamo un corpo fisico. I disturbi delle strutture temporali sono predittori di varie malattie e possono essere utilizzati sia a livello diagnostico che prognostico. I tempi e gli intervalli degli interventi terapeutici sono spesso cruciali per il successo terapeutico. Questi e altri aspetti non ortodossi della ricerca attuale sono presentati in "Cronobiologia e cronomedicina" e comprovati da un ampio materiale di dati. Le istruzioni per le misurazioni pratiche invitano all'esplorazione indipendente dei propri ritmi corporei.

Altri punti chiave del contenuto del libro:

I ritmi biologici formano un sistema ritmico, interagiscono tra loro e collegano le funzioni del nostro organismo.

I periodi reattivi, - i ritmi che si verificano durante la malattia o dopo uno stress non abituale, rappresentano multipli di frequenza e periodo dei ritmi spontanei e servono ad accelerare la rigenerazione e l'adattamento.

Il nostro organismo è soggetto a continui cambiamenti ritmici, per cui non dobbiamo più parlare di omeostasi, ma di omeodinamica.

Il tempo e i ritmi possono essere utilizzati come fattore terapeutico, ad esempio come momento di assunzione più favorevole di un farmaco o per sincronizzare le funzioni corporee con i ritmi geofisici.

Nel presente lavoro, scritto da un team di autori che hanno studiato i ritmi biologici per molti anni, l'accento è posto sull'applicazione pratica delle conoscenze acquisite: da un lato, fornendo istruzioni per effettuare le proprie misurazioni, e dall'altro, dando indicazioni su dove le conoscenze cronobiologiche possono essere applicate fruttuosamente.

ISBN 978-3-9503613-2-2
€ [IT] 19,90 (libro)
ISBN 978-3-9503613-8-4
€ [IT] 9,90 (e-book)

gesundheitsleitsystem
www.humanresearch.at